François Merckaert
Eric Parrat

Asthme et éducation thérapeutique

François Merckaert
Eric Parrat

Asthme et éducation thérapeutique

un exemple appliqué à l'adulte et à l'adolescent asthmatique en Polynésie française

Presses Académiques Francophones

Impressum / Mentions légales
Bibliografische Information der Deutschen Nationalbibliothek: Die Deutsche Nationalbibliothek verzeichnet diese Publikation in der Deutschen Nationalbibliografie; detaillierte bibliografische Daten sind im Internet über http://dnb.d-nb.de abrufbar.
Alle in diesem Buch genannten Marken und Produktnamen unterliegen warenzeichen-, marken- oder patentrechtlichem Schutz bzw. sind Warenzeichen oder eingetragene Warenzeichen der jeweiligen Inhaber. Die Wiedergabe von Marken, Produktnamen, Gebrauchsnamen, Handelsnamen, Warenbezeichnungen u.s.w. in diesem Werk berechtigt auch ohne besondere Kennzeichnung nicht zu der Annahme, dass solche Namen im Sinne der Warenzeichen- und Markenschutzgesetzgebung als frei zu betrachten wären und daher von jedermann benutzt werden dürften.

Information bibliographique publiée par la Deutsche Nationalbibliothek: La Deutsche Nationalbibliothek inscrit cette publication à la Deutsche Nationalbibliografie; des données bibliographiques détaillées sont disponibles sur internet à l'adresse http://dnb.d-nb.de.
Toutes marques et noms de produits mentionnés dans ce livre demeurent sous la protection des marques, des marques déposées et des brevets, et sont des marques ou des marques déposées de leurs détenteurs respectifs. L'utilisation des marques, noms de produits, noms communs, noms commerciaux, descriptions de produits, etc, même sans qu'ils soient mentionnés de façon particulière dans ce livre ne signifie en aucune façon que ces noms peuvent être utilisés sans restriction à l'égard de la législation pour la protection des marques et des marques déposées et pourraient donc être utilisés par quiconque.

Coverbild / Photo de couverture: www.ingimage.com

Verlag / Editeur:
Presses Académiques Francophones
ist ein Imprint der / est une marque déposée de
OmniScriptum GmbH & Co. KG
Heinrich-Böcking-Str. 6-8, 66121 Saarbrücken, Deutschland / Allemagne
Email: info@presses-academiques.com

Herstellung: siehe letzte Seite /
Impression: voir la dernière page
ISBN: 978-3-8381-4753-6

Zugl. / Agréé par: Lille, Université du droit et de la santé Lille 2, 2004

Copyright / Droit d'auteur © 2014 OmniScriptum GmbH & Co. KG
Alle Rechte vorbehalten. / Tous droits réservés. Saarbrücken 2014

SOMMAIRE

SOMMAIRE _____ *1*
ABRÉVIATIONS _____ *4*
INTRODUCTION _____ *5*
1 PRÉSENTATION DE LA POLYNÉSIE FRANÇAISE _____ *6*
   1.1 Géographie _____ 6
   1.2 Climat _____ 6
   1.3 Histoire _____ 7
   1.4 Population _____ 9
   1.5 Religion _____ 10
   1.6 Culture _____ 10
   1.7 Institutions _____ 10
   1.8 Économie _____ 11
   1.9 Habitudes _____ 12
   1.10 Logement _____ 12
   1.11 La santé et le système de santé _____ 13
2 PROBLÉMATIQUE _____ *15*
   2.1 L'asthme en Polynésie française : _____ 15
      2.1.1 Épidémiologie : _____ 15
      2.1.2 Sévérité et mortalité : _____ 16
      2.1.3 Moyens et modalités de prise en charge : ___ 17
      2.1.4 Évolution vers une prise en charge en réseau de soins de proximité : _____ 19

2.2 Enjeux de la mise en place d'un programme d'éducation thérapeutique de l'adulte en Polynésie française. _____ 20
  2.2.1 Rappel sur les caractéristiques locales de l'affection _____ 20
  2.2.2 Problématique générale des soins _____ 21
  2.2.3 Intérêts et obstacles à la mise en place d'un programme d'éducation thérapeutique _____ 23
  2.2.4 Critères initiaux de définition du programme d'éducation _____ 25
  2.2.5 L'éducation thérapeutique dans la prise an charge du patient asthmatique _____ 26

3 OBJECTIFS _____ 27

4 MÉTHODOLOGIE _____ 28

4.1 Présentation du cadre de l'étude _____ 28
  4.1.1 Modalités générales de recrutement de l'étude _____ 28
  4.1.2 Modalités de prise en charge au centre d'asthmologie _____ 28
  4.1.3 Bilan clinique et fonctionnel respiratoire initial _____ 29
  4.1.4 Évaluation du palier de sévérité _____ 30
  4.1.5 Prise en charge médico-éducative _____ 31
  4.1.6 Organisation de l'activité d'éducation thérapeutique de groupe _____ 33

4.2 Présentation du programme d'éducation thérapeutique structuré _____ 34
  4.2.1 Objectifs, principes et outils pédagogiques du suivi médico-éducatif individuel _____ 34
  4.2.2 Évaluation du suivi médico-éducatif individuel _____ 39
  4.2.3 Objectifs, principes et outils pédagogiques de l'éducation thérapeutique de groupe _____ 40
  4.2.4 Évaluation de l'éducation thérapeutique de groupe _____ 44

4.3 Méthodologie générale de l'étude et de l'évaluation des résultats _____ 46
  Analyse des résultats, statistiques _____ 48

5 RÉSULTATS _____ 49
5.1 Caractéristiques des malades _____ 49
5.2 Résultats généraux du programme _____ 50
5.3 Résultats des modules d'éducation de groupe _____ 52
5.3.1 Accès aux modules _____ 52
5.3.2 Atteinte des objectifs séance _____ 53
5.3.3 Évaluation individuelle des participants _____ 55
5.4 Analyse comparative éducation de groupe versus témoin 58
5.4.1 Données qualitatives _____ 59
5.4.2 Données quantitatives _____ 60
5.4.3 Comparabilité des groupes _____ 61
5.4.4 Analyse comparative en terme de suivi et d'évolution du VEMS _____ 62
5.5 Analyse comparative en fonction de la note finale cumulée sur les 2 modules _____ 63

6 ANALYSE ET DISCUSSION _____ 64

CONCLUSION _____ 80

BIBLIOGRAPHIE _____ 83

ANNEXES _____ 90
Tableau I _____ 91
Tableau II _____ 92
Annexe 1 : Questionnaire Asthme Adulte et Adolescent _____ 93
Annexe 2 : VIVRE AVEC SON ASTHME MODULE 1 _____ 96
Annexe 3 : VIVRE AVEC SON ASTHME MODULE 2 _____ 105
Annexe 4 : GRILLE D'EVALUATION MODULE 1 _____ 115
Annexe 5 : GRILLE D'EVALUATION MODULE 2 _____ 121
Annexe 6 : questionnaire module 1 _____ 128
Annexe 7 : questionnaire module 2 _____ 132
Annexe 8 : Cas clinique module 2 _____ 135

ABRÉVIATIONS

ANAES	Agence Nationale pour l'Évaluation et l'Accréditation en Santé
CHPf	Centre Hospitalier Polynésie française
CPS	Caisse de Prévoyance Sociale
DEP	Débit Expiratoire de Pointe
ISAAC	International Study on Asthma and Allergy in Childhood
NIH	National Institutes of Health
NS	Non Significatif
OMS	Organisation Mondiale de la Santé
PMSI	Programme de Médicalisation du Système d'Information
QCM	Question à Choix Multiples
URCAM	Union régionale des caisses d'assurance maladie
USA	États-Unis d'Amérique
VEMS	Volume Expiratoire Maximale en une Seconde
WHO	World Health Organization (OMS)

INTRODUCTION

Le centre d'asthmologie du CHPf a été créé en 2001 afin d'assurer une prise en charge spécialisée de l'asthme, maladie fréquente et en pleine recrudescence en Polynésie. Du fait de la prévalence élevée, des caractéristiques de sévérité et d'une mortalité trois fois supérieure à celle de la métropole, priorité était donnée à la prise en charge médico-éducative des formes sévères.

Le domaine complexe de l'éducation thérapeutique, très différent de la simple information, est en effet un outil indispensable à l'optimisation de la prise en charge de l'asthmatique. Il nécessite une approche non seulement médicale, mais aussi éducative, impliquant une réflexion quant à la méthode adaptée aux caractéristiques socioculturelles, la maîtrise des outils d'apprentissages, ainsi que la mise en place nécessaire de critères d'évaluation.

Ce travail s'est attaché, après avoir considéré les particularités de l'asthme et des patients asthmatiques, à décrire dans un premier temps l'éducation thérapeutique telle qu'elle est pratiquée dans le centre, et plus particulièrement l'éducation thérapeutique de groupe, puis à évaluer de façon quantitative et qualitative le travail effectué, permettant de repérer les points forts et les carences du programme afin de pouvoir en améliorer l'efficacité.

1 PRÉSENTATION DE LA POLYNÉSIE FRANÇAISE

1.1 Géographie

La Polynésie française est un territoire d'Outre-mer à la fois immense et minuscule puisqu'il représente, paradoxe de l'insularité, moins de 4000 km² de terres émergées pour une surface maritime considérable, de plus de 5 millions de km², comparable à l'étendue de l'Europe. Sur le chapelet de ces 118 îles dispersées se répartit une population estimée à 240 000 habitants en 2002.

Située en plein cœur du Pacifique Sud, elle se trouve à mi-distance de l'Australie et du Chili, dans un triangle délimité par Hawaii au Nord, l'île de Pâques à l'Est et la Nouvelle-Zélande à l'Ouest, à 15700 km de Paris.

La Polynésie française se compose de cinq grands archipels, celui de la Société, comprenant les îles du vent (Tahiti et Moorea) et les îles sous le vent (Huahine, Raïatea, Tahaa, Bora Bora et Maupiti), des Tuamotu (dont Rangiroa, Fakarava), des Gambier (dont Mururoa), des Australes et des Marquises. Ils sont constitués d'îles hautes d'origine volcanique et d'atolls, îles basses coralliennes, disséminées dans la partie orientale du Pacifique sud tropical.

Les montagnes basaltiques, volcans éteints que l'on trouve en Polynésie, remontent tout au plus à quelques dizaines de millions d'années. Toutes ces îles sont différentes ; chacune est à une des étapes de son existence.

1.2 Climat

La Polynésie française est soumise à un climat tropical chaud et humide. Une saison chaude et pluvieuse appelée été austral, de novembre à avril, alterne avec l'hiver austral, une période sèche et fraîche, de mai à octobre. L'équilibre se maintient toute l'année entre 24 et 27°C, l'humidité moyenne étant de 78%. La température de l'eau descend rarement en dessous de 26°C à moins de 50 mètres.

Le relief joue un rôle prépondérant sur le climat polynésien ; en effet, les montagnes suscitent de très fortes averses tropicales. Les plus violentes dépressions (cyclones) sont heureusement très rares et se déclenchent plus volontiers dans l'Ouest du pacifique sud.

1.3 Histoire

Longues et multiples ont été les vagues successives de migrations des Polynésiens. Il est établi actuellement que les ancêtres des archipels océaniens, dont la Polynésie française, sont venus d'Asie du sud-est, grâce à leurs talents de navigateurs gouvernant leurs pirogues doubles et s'orientant grâce aux vents, au soleil et aux étoiles. Les découvertes archéologiques permettent de démontrer leurs présences à Fidji, aux Tonga et aux Samoa dès 2500 ans avant J-C. La Polynésie française aurait été peuplée à partir des Marquises entre le IIIème et le VIème siècle après J-C.

> La découverte

- 1521 : découverte d'une partie des Tuamotu par Magellan.
- Juillet 1595 : L'Espagnol Alvaro de Mendaña découvre le groupe sud des Marquises.
- Juin 1767 : Samuel Wallis débarque à Tahiti.
- Avril 1768 : Bougainville arrive à Tahiti.
- 1769 : James Cook mouille en baie de Matavai.
- Octobre 1788 : Arrivée du Bounty.
- 28 Avril 1789 : Mutinerie du Bounty ; arrestation des révoltés.

> Premiers établissements et colonisation

- 1793 : Début de la dynastie des « POMARE ».
- Mars 1797 : Arrivée des missionnaires protestants anglais.
- 1815 : Défaite des chefs traditionalistes. POMARE II se convertit au christianisme. Avènement de la reine POMARE IV.

- 1839 : Rejet par l'Angleterre de la demande de protectorat de la Reine POMARE IV.
- 1841 : Dupetit-Thouars prend possession des Marquises au nom de la France.
- 1844-1847 : guerre franco-tahitienne, qui s'achève par la victoire de la France.
- Août 1847 : POMARE IV accepte le protectorat de la France.
- Juin 1880 : POMARE V cède ses territoires à la France.
- 1891 : Mort de POMARE V : Fin de la Dynastie des POMARE.
- 1915 : Incorporation de 1000 Polynésiens dans le « bataillon du Pacifique »
- Septembre 1940 : Ralliement de Tahiti à la « France Libre ».
- Février 1942 : Installation d'une base militaire américaine à Bora-Bora.

➢ Vie politique

- 1945 : Élection du premier député polynésien.
- 1946 : Les Établissements Français d'Océanie acquièrent le statut de TOM.
- Août 1957 : les « Établissements Français d'Océanie » prennent officiellement le nom de « Polynésie française »
- 1958 : Par référendum, les Polynésiens choisissent de rester au sein de la République.
- 1977 : La France dote la Polynésie française d'un statut d'autonomie de gestion.
- 1996 : Nouveau statut d'autonomie, aux compétences élargies.
- 2003 : changement de statut : la Polynésie française devient une COM (collectivité d'outre-mer), appelée à devenir un POM (pays d'outre-mer).

➢ Vie économique et sociale

- 1865-1866 : Arrivée de la main d'œuvre d'origine chinoise pour les plantations de coton (Tahiti et Nuku-hiva).

- 1873 : Faillite de la plantation de coton. Exploitation du phosphate de Makatea (Tuamotu). Implantation du C.E.P (Centre d'Expérimentation du Pacifique) aux Tuamotu.
- Juillet 1966 : 1er essai nucléaire dans l'atmosphère à Mururoa. 44 tirs auront lieu entre 1966 et 1974.
- Juin 1975 : 1er essai souterrain à Fangataufa (Tuamotu). 131 tirs seront effectués entre 1975 et 1991.
- Octobre 1987 : Papeete est incendiée au cours d'émeutes.
- Janvier 1995 : Entrée en application de la Protection Sociale Généralisée (PSG).
- Juillet 1996 : Signature de la « Convention pour le renforcement de l'autonomie économique de la Polynésie française », par laquelle l'État français s'engage à maintenir pendant 10 ans le niveau des flux financiers qui résultaient de l'activité du CEP, dont le montant de référence est fixé à 18 milliards de francs CFP par an. Instauration de la TVA et modification de la fiscalité douanière.

1.4 Population

La population totale de la Polynésie française, métissée et pluriculturelle, était estimée à 245405 habitants fin 2002, soit +11.8% par rapport à 1996. C'est une société pluriethnique, riche d'origines et de couleurs différentes, conséquence du métissage qui a commencé avec l'arrivée des Européens au XVIIIème siècle puis des Chinois au XIXe siècle, et continuant de nos jours.

Polynésienne à 80% (de race maohi, dont 20% de «demis»), la population compte 12% d'Européens (Popa'a) et 5% de Chinois (Tinto). Tahiti regroupe environ les ¾ de la population totale (dont 120 000 dans l'agglomération de Papeete)

Elle est caractérisée par sa jeunesse et sa répartition très inégale. Les moins de 20 ans comptent pour 43 % contre 26 % en France métropolitaine. Le taux de natalité est de 22 pour mille (12.6 en France).

La population active se répartit de la manière suivante : l'agriculture emploie 14.6% des actifs, l'industrie et la construction 15.6%, et les services 69.8%.

1.5 Religion

La Polynésie est pétrie de religiosité. Les églises tiennent une place importante dans la société. Elles dirigent des organisations de jeunesse, possèdent un secteur éducatif très important et influent même sur la politique. On estime les proportions entre les différentes confessions à environ 55% de protestants ; 30% de catholiques, 6% de mormons, 3.5% de sanito, 4.8% d'adventistes du 7ème jour, 1.5% de témoins de Jéhovah, 1.4% de diverses confessions.

1.6 Culture

Une des particularités de la culture polynésienne est la cohabitation de trois ethnies différentes, source de richesse culturelle : Tahiti offre ainsi l'image d'une société cosmopolite qui mêle schématiquement traditions et folklore maohi, langue et administration française, activité économique et commerce chinois et mode de vie de type hawaiien ou californien.

La Polynésie est bilingue voire trilingue, le français et le reo maohi côtoyant l'anglais et le chinois hakka.

La culture traditionnelle a beaucoup souffert de l'implantation de la culture occidentale, même si depuis une quinzaine d'années, on assiste à une renaissance de l'artisanat et à un engouement pour les traditions locales, à travers notamment la sculpture, la bijouterie de la nacre, la danse, le tatouage...

1.7 Institutions

Territoire français d'outre mer depuis 1946 devenue collectivité d'outre-mer, la Polynésie française est régie depuis le 6 septembre 1984 par un statut d'autonomie interne, établissant le partage du pouvoir entre l'État français et le Territoire. Celui-ci est compétent pour gérer ses propres affaires tout en demeurant au sein de la République française. Le statut a évolué à trois reprises (1990, 1996 et 2003) vers une autonomie accrue.

L'État français reste compétent pour tout ce qui relève de la défense et du maintien de l'ordre, des relations extérieures, des questions de nationalité et d'immigration, de justice, d'enseignement supérieur et recherche, de communication audiovisuelle et de monnaie. Quant au territoire, il est compétent dans le domaine de l'administration territoriale, de l'enseignement élémentaire, primaire et secondaire, de la fiscalité, des prix et du commerce extérieur, et réglemente les droits d'exploration et d'exploitation des ressources des espaces maritimes. C'est lui qui est responsable de la politique de la santé.

Le Territoire dispose d'un gouvernement, dirigé par un président (élu par l'Assemblée) qui choisit son vice-président et ses ministres, d'une Assemblée et d'un Conseil économique, social et culturel (CESC).

L'assemblée, seconde institution du Territoire, est composée de 61 conseillers élus à la proportionnelle pour cinq ans, représentant les cinq archipels. Elle examine les textes que lui soumet le gouvernement, peut créer des commissions de contrôle des services publics, censurer le gouvernement et demander sa dissolution, elle vote le budget et approuve les comptes du territoire.

Le CESC, composé de 41 représentants des professions, syndicats et organismes à caractère économique, social et culturel, n'a qu'un rôle consultatif.

L'État est représenté par un haut-commissaire de la République ayant la charge du respect des intérêts nationaux, des lois, de l'ordre public et du contrôle administratif.

La Polynésie française est représentée au Parlement français par deux députés, un sénateur, un conseiller économique et social.

1.8 Économie

Depuis l'arrêt des essais nucléaires, la France a accepté de compenser pendant 10 ans (de 1996 à 2005) les pertes financières provoquées par le départ du Centre d'Expérimentation du Pacifique (CEP) à hauteur de 150 millions d'euro par an.

L'avenir économique de ce territoire repose essentiellement sur le tourisme et la mer. Le tourisme est la première ressource propre avec 450 millions d'euro, la pêche connaît une forte progression, la principale ressource marine restant la periculture. D'autres activités agro-industrielles ou agro-artisanales se développent comme le monoï, la vanille, la nacre, les fleurs coupées ou le coprah.

1.9 Habitudes

Les habitudes alimentaires se sont profondément modifiées et les problèmes inhérents au mode alimentaire occidental (obésité, diabète, maladies cardio-vasculaires) prennent des proportions qui pourraient devenir rapidement dramatiques.

Le tabagisme est également très important, notamment chez les femmes. En 1995, la direction de la santé publique avait identifié 35.8 % adultes fumeurs avec une forte prévalence féminine (37.3 % chez les femmes contre 36.2 % chez les hommes).

La consommation d'alcool se situe depuis 1994 entre 6 et 7 litres d'alcool pur par habitant et par an (10,9 litres par habitant en métropole en 1997), la bière étant l'alcool le plus consommé, et l'alcoolisation prenant essentiellement le forme d'une alcoolisation de week-end.

1.10 Logement

L'habitat traditionnel polynésien est une maison individuelle ou « fare », dans laquelle cohabite toute la famille (parfois jusqu'à quatre générations). Le fare est une maison basse, largement ouverte sur l'extérieur, entourée d'une végétation tropicale riche et luxuriante. Elle est en général animée par le jeu des enfants, la présence des animaux domestiques (chats, chiens) et parfois de celle des animaux de la basse-cour (poules, cochons). L'habitat est souvent précaire, fait de bois et de tôles, fortement empoussiéré, avec une literie à même le sol. La cuisine est très fréquemment située à l'extérieur de la maison sur un sol de terre battue.

A Tahiti, l'habitat est de plus en plus « occidental », souvent construit en « dur », moins rudimentaire et mieux équipé que « dans les îles ».

On note 49 574 résidences principales. Le nombre de personnes par foyer est élevé, le nombre de pièces par logement bas : une moyenne de 4.3 personnes par habitat (2.5 en métropole) et 3.7 pièces par logement (4.0 en métropole).

Cette situation est très contrastée selon les îles. On constate une promiscuité importante dans certains foyers : on note 2 545 foyers de 5 pièces ou moins abritant 8 à 9 personnes, 1 662 foyers de 5 pièces ou moins abritant 10 à 14 personnes. Traditionnellement l'ensemble de la famille dort dans la même pièce, sur des matelas au sol.

Confort de l'habitat :
- 10 % n'ont pas de douche
- 12.8 % n'ont qu'un WC extérieur
- 1,89 % n'ont pas de WC
- 4 % n'ont pas d'électricité (et s'éclairent à la lampe à pétrole)

On constate une précarisation de certaines populations vivant dans des quartiers situés en périphérie de Papeete, témoignant des difficultés d'insertion en zone urbaine de personnes ayant migré des îles pour la capitale économique de la Polynésie.

1.11 La santé et le système de santé

Le taux de natalité est élevé : 20 / 1 000 habitants ; contre 12.7 en métropole.

Il existe un faible taux de mortalité : 4.4 / 1 000 habitants ; contre 9.2 en métropole, ceci en raison de la jeunesse de la population.

L'espérance de vie en 96 est de 69.1 ans pour les hommes et 74.2 ans pour les femmes (en France en 2 000, respectivement : 75.2 ans et 82.7 ans).

On comptait 175 médecins pour 100 000 habitants en 96, (contre 291 en France). Toutefois, la répartition des médecins est très inégale sur l'ensemble du territoire : les densités sont proches des moyennes métropolitaines sur Tahiti, tandis que les archipels éloignés présentent de faibles dotations, ce qui implique une organisation spécifique de la santé de ces îles.

Dans les petite îles, les premiers soins sont effectués par des agents de santé (initialement aide-soignants ayant reçu une formation spécifique, actuellement remplacés par des IDE).Un médecin passe régulièrement entre une fois par semaine et une fois par mois, voire moins, selon l'isolement de l'île et surtout de sa population (certaines îles ne sont joignables que par bateau affrété spécialement).

Il existe en ville des médecins libéraux, et des médecins de dispensaire, qui sont payés par la santé publique. Ces dispensaires sont répartis sur l'ensemble du territoire en fonction de la population. Ces médecins exercent soit sur place soit de façon itinérante pour les îles moins peuplées. Dans les dispensaires sont réalisés les soins de premier recours, les suivis de grossesse, le suivi infantile. Les pansements et médicaments sont donnés au patient qui n'a donc rien à débourser, l'ensemble des soins est pris en charge par le dispensaire.

Le système de Santé n'est pas affilié au Code de la Santé Publique métropolitain et le Territoire élabore sa propre réglementation dans le domaine de la santé.

Le Territoire a construit progressivement son système d'assurance sociale (selon des modalités assez proches du système métropolitain). Il existe trois régimes : le Régime Général des Salariés (RGS), le Régime des Non Salariés (RNS), et le Régime de Solidarité Territoriale (RST). Ces différents régimes sont gérés par la Caisse de Prévoyance Sociale (CPS).

2 PROBLÉMATIQUE

2.1 L'asthme en Polynésie française :

2.1.1 Épidémiologie :

Le Pacifique Sud est une région de forte prévalence d'asthme où l'Australie et la Nouvelle-Zélande rapportent des prévalences parmi les plus élevées au monde depuis plusieurs dizaines d'années (48, 49).

En Polynésie Française, l'asthme est probablement la maladie chronique non transmissible la mieux caractérisée sur le plan épidémiologique. Elle a bénéficié de 3 larges enquêtes épidémiologiques en milieu scolaire en 1979, 1984 et 2000.

Ces études, basées sur des questionnaires de santé, ont été conduites chez respectivement 3870, 6731 et 4339 élèves du secondaire.

L'étude de 1979 retrouvait une prévalence cumulée d'asthme de 11,5% chez les adolescents de la communauté urbaine de Tahiti (37).

L'étude de 1984, menée avec la même méthodologie, concluait à une prévalence cumulée de 14,3%, ce qui confirmait les résultats de 1979 et démontrait une augmentation de prévalence de l'asthme chez les adolescents de Tahiti (24).

L'enquête ISAAC 2000 a quant à elle été réalisée auprès de 4339 adolescents sur l'ensemble de la Polynésie française conformément à la méthodologie générale de l'enquête internationale ISAAC. Les résultats ont été analysés selon la prévalence des symptômes respiratoires classiquement représentés par les sifflements, mais aussi selon une compilation de questions écrites et vidéo prenant en compte non seulement les symptômes mais aussi les consultations médicales et les traitements. Cette approche met en évidence une fréquence des sifflements de 12,3% sur l'ensemble du territoire, chiffre situant la Polynésie en zone de forte prévalence d'asthme, dans le tiers supérieur de l'échelle des scores internationaux, au même niveau que les pays d'Europe de l'Ouest. Au-delà elle met en évidence la sous-estimation induite par la seule considération des sifflements et la réalité bien plus proche des observations de terrain d'une prévalence d'asthme de 20,3%

sur l'estimation obtenue par la compilation d'items cliniques et thérapeutiques (39).

L'asthme est donc une affection très fréquente en Polynésie avec de fortes disparités géographiques, la prévalence allant de 16,7% aux Iles sous Le Vent à 32,7% aux Australes. Autre constat : plus de deux tiers (68%) de la population présentent un terrain atopique prédisposant attesté par la présence de tests cutanés allergologiques positifs. Cette donnée, au regard de conditions environnementales favorables, à l'occidentalisation du mode de vie polynésien et au tabagisme « endémique », met en évidence le très fort potentiel de développement futur de l'affection en Polynésie française (23, 28, 36).

2.1.2 Sévérité et mortalité :

2.1.2.1 Hospitalisations :

Les chiffres d'hospitalisation sont partiels puisque seulement renseignés par le CHPF Mamao à partir de son système d'information. En 1999/2000 on dénombrait 150 à 220 hospitalisations annuelles pour asthme, soit entre 70 et 100 hospitalisations pour 100.000 habitants (données du Programme de Médicalisation du Système d'Information (PMSI)).

2.1.2.2 Longue maladie :

Selon les données de la Caisse de Prévoyance Sociale, plus de 650 asthmatiques sont admis chaque année en affection de longue durée. Les chiffres sont en progression très rapide depuis 1997 : 200 en 1997, 300 en 1998, 400 en 1999, 550 en 2000 et 650 en 2001 ; avec une forte sévérité chez les sujets de moins de 20 ans, qui cumulent 40% des prises en charge en longue maladie (données internes Caisse de Prévoyance Sociale de Polynésie Française).

2.1.2.3 Mortalité :

Avec un chiffre de 20 à 30 décès par an stable depuis 10 ans, l'asthme est plus fréquemment en cause dans les décès par affections respiratoires en Polynésie Française (17%) qu'en métropole (6%). Cela représente une mortalité de 10 à 15 pour 100.000 habitants, soit trois fois plus importante qu'en métropole (données 2002 de l'Observatoire Polynésien de la Santé, Direction de la Santé).

2.1.3 Moyens et modalités de prise en charge :

2.1.3.1 Soins de proximité :

Les soins de proximité sont assurés par les structures publiques de proximité et la médecine générale libérale réparties sur l'ensemble du territoire. Les structures de santé publique comprennent 49 postes de secours, 18 infirmeries, 14 dispensaires 11 centres médicaux et 4 hôpitaux généraux de proximité à Taravao (Tahiti), Raïatea, Moorea, et Nuku Hiva (Marquises nord). Elles sont réparties en 8 circonscriptions médicales sur l'ensemble du territoire ce qui permet aux populations les plus isolées d'avoir accès aux soins. Le secteur libéral est essentiellement concentré dans les îles de la Société (Tahiti, Raïatea, Bora-Bora) et à Rangiroa (Tuamotu).

Au 31 août 2000, la Polynésie française comptait 396 médecins (200 médecins généralistes et 196 spécialistes), soit une densité médicale de 175 pour 100.000 habitants. Cette densité est moins élevée que celles de la Nouvelle-Calédonie et des départements d'Outre-mer, hormis la Guyane, ainsi que celle de la région la moins médicalisée de France métropolitaine (228 pour 100.000 habitants). On dénombrait également 824 infirmiers, 93 sages-femmes, 156 masseurs kinésithérapeutes, 25 orthophonistes, 104 chirurgiens-dentistes et 82 pharmaciens. Globalement la densité de ces professionnels de santé est inférieure à celle de la moyenne française et sa répartition est très inégale entre les différents archipels. La Société concentre l'essentiel des ressources, et la plus faible densité est observée aux Tuamotu-Gambier et aux Australes. Dans les archipels éloignés, le système public constitue la principale ressource en matière de soins, avec une organisation spécifique pas toujours médicalisée en postes isolés (infirmiers ou adjoints de soins) et faisant appel, entre autres, aux tournées réalisées par des médecins généralistes et des spécialistes basés à Tahiti.

2.1.3.2 Soins spécialisés :

Le secteur hospitalier public spécialisé est représenté par l'unique Centre Hospitalier de la Polynésie française de Papeete à Tahiti qui comprend un service de pneumologie adulte et un service de pédiatrie générale. On trouve également à Tahiti des soins spécialisés ambulatoires publics au centre de la mère et de l'enfant qui comprend notamment le service d'hygiène scolaire.

Le secteur hospitalier libéral est représenté à Tahiti par deux cliniques privées, une clinique de soins ambulatoires et un centre de rééducation et de réadaptation fonctionnelle. Ce secteur comprend un pneumologue et plusieurs pédiatres libéraux.

2.1.3.3 Centre de référence spécialisé :

Le territoire s'est doté d'un centre d'asthmologie. Unité fonctionnelle du service de médecine intégrée à l'unité de consultation de médecine, il a été créé en juin 2001 sur l'initiative des pneumologues du CHPf en réponse à la demande de soins en asthmologie. Il fonctionne quotidiennement avec un pneumologue, dont l'activité d'asthmologie n'est pas exclusive, et une infirmière spécialement formée compétente en éducation thérapeutique. Le centre assure aussi des consultations délocalisées mensuelles dans les hôpitaux de Taravao et de Moorea, et bisannuelles aux Marquises.

Le centre a pour priorité la prise en charge thérapeutique des formes sévères d'asthme et des pathologies respiratoires apparentées sévères du sujet jeune (dilatations des bronches et bronchiolites chroniques). A ce titre, il assure un accueil privilégié pour les malades des urgences, les malades hospitalisés et les malades en provenance du Service d'Hygiène

Scolaire avec qui il travaille en étroite collaboration, ainsi qu'en réponse aux demandes des professionnels de santé du territoire. Il assure néanmoins la mission d'accueil et de bilan de tout asthmatique demandeur. Au-delà d'un premier bilan, le centre n'assure que le suivi médico-éducatif des pathologies modérées à sévères (asthmes paliers 3 et 4) et réoriente en extrahospitalier les pathologies légères (asthmes paliers 1 et 2). Le centre d'asthmologie a assuré plus de 2500 consultations par an en 2001-2002et 2002-2003 ; dont 75 % pour des affections sévères et plus de 100 malades ont participé à son programme d'éducation thérapeutique de groupe.

2.1.4 Évolution vers une prise en charge en réseau de soins de proximité :

2.1.4.1 Recommandations territoriales sur l'évolution du système de santé polynésien :

La fréquence et le poids des maladies respiratoires en Polynésie justifient que leur prévention et leur prise en charge soient des priorités de santé publique. L'optimisation de l'outil de santé polynésien passe globalement par une meilleure communication entre les différents professionnels de santé afin d'améliorer la qualité de soins et le suivi des patients, mais aussi de désenclaver les populations isolées.
Vu les contraintes géographiques de la Polynésie, l'évolution se fait vers un réseau de santé intégrant soins et prévention. Sur le plan des soins, il se doit d'être en mesure de répondre à la double contrainte d'une prise en charge de qualité pour tous et d'un filtrage des pathologies les plus sévères. Le schéma de prise en charge est pyramidal : de proximité, centres de référence secondaires des hôpitaux périphériques, structures spécialisées centrales dont le centre d'asthmologie. Les missions de chaque niveau répondent à une prise en charge médico-technique spécifique complémentaire avec les autres.
En collaboration avec l'équipe de coordination du réseau, le centre d'asthmologie a vocation à constituer à la fois le centre stratégique de développement et d'expérimentation des procédures et des outils du réseau, tout en conservant ses spécificités de prise en charge spécialisée,

en particulier éducative, des formes sévères avec possibilité de délocaliser ses actions dans les îles au cours des missions spécialisées.

Le réseau polynésien d'asthmologie, en cours de mise en place opérationnelle, fédérant tous les intervenants du secteur public et du secteur privé, constitue une véritable avancée pour la prise en charge de l'asthme sur le territoire.

2.1.4.2 Impératifs de fonctionnement des réseaux de soins :

Vu le nombre de malades et la sous-représentation médicale, la qualité du filtrage est dépendante de la formation de l'ensemble des professionnels et de la mise à disposition d'outils simples et efficaces d'appréciation de la sévérité de la maladie, cette appréciation conditionnant la qualité de la chaîne des soins.

A cet effet, le développement d'un module informatique spécialisé dans le Réseau Santé Polynésie (RSP) permettant un gain de temps, une aide au diagnostic et à la décision thérapeutique et une amélioration de l'exhaustivité du recueil d'informations médico-éducatives est un objectif essentiel, aux vues des contraintes propres au système de santé polynésien.

2.2 Enjeux de la mise en place d'un programme d'éducation thérapeutique de l'adulte en Polynésie française.

2.2.1 Rappel sur les caractéristiques locales de l'affection

Toutes les données médicales et épidémiologiques attestent que l'asthme est une maladie fréquente, en pleine recrudescence et souvent sévère chez des sujets jeunes. Face à cette situation, le Polynésie doit de plus faire face à une étendue géographique démesurée, avec des populations isolées et un nombre de professionnels de santé réduit par rapport à la métropole avec d'importantes disparités de répartition.

2.2.2 Problématique générale des soins

2.2.2.1 Représentation et vécu de la maladie

C'est ici une bonne occasion pour confronter les données scientifiques modernes, aux connaissances et aux représentations de la maladie dans la population polynésienne.

En Tahitien, l'asthme est dénommé «aho pau », le souffle difficile. Ce terme exprime la dyspnée, les difficultés à respirer. Bien qu'on puisse y avoir recours pour tout phénomène dyspnéique, il est particulièrement utilisé pour dénommer l'asthme, mais participe bien entendu à maintenir une certaine confusion avec la broncho-pneumopathie obstructive et l'emphysème. D'un point de vue symptomatique, les sifflements et la toux, en particulier la nuit et à l'effort chez l'enfant, ne sont pas représentatives de l'affection (28). Cela limite très fortement la portée des messages médicaux, tant en terme de sensibilisation à la maladie qu'en terme de possibilités diagnostiques (5).

Les connaissances sur les mécanismes de la maladie sont en général limitées. L'asthme est une maladie qui coupe le souffle, quand il fait chaud et humide, qu'il y a du vent, que l'on a la « grippe », que l'on a trop travaillé, après s'être baigné en mer pour les enfants, quand les manguiers sont en fleur ... L'affection est souvent vécue avec un total fatalisme (10). Malgré ce manque de connaissances sur la physiopathologie, la maladie est quand même reliée à ces deux composantes fondamentales que sont l'environnement et l'hérédité : selon l'expression, « c'est de famille !» (5). Ainsi, dès que l'on aborde les notions de bronches, la surprise est souvent présente. On arrive pourtant assez facilement à la notion de broncho-spasme. Celle-ci est en effet rattachée à l'efficacité des médicaments broncho-dilatateurs et à leur action sur le muscle bronchique contracté. C'est en fait l'inflammation bronchique, permanente, qui est plus difficile à faire comprendre, ainsi que la nécessité d'un traitement de fond (20, 31). Culturellement, l'asthme est en effet considéré en Polynésie comme une maladie ponctuelle dans son expression. Le broncho-dilatateur est le médicament qui soigne, mais auquel on ne veut pas « s'habituer », avec de temps en temps recours, parfois abusivement, à la « piqûre », de corticoïdes bien sûr (10).

Bien que cet exposé puisse laisser penser que l'asthmatique polynésien est dépourvu de vision de santé à long terme, au profit du court terme, il ne faut pas tomber dans cette facilité. Au contact des malades on découvre surtout un grand défaut d'information et une grande demande dans ce domaine. Ainsi, face à un certain « vide », il est surprenant de constater qu'avec un minimum d'information, le pragmatisme polynésien confronté à l'efficacité du traitement de fond quotidien permet d'obtenir un bon résultat dans la majorité des cas. Ce « bon sens » permet de faire adopter les traitements médicamenteux modernes de cette maladie chronique inflammatoire des bronches, et ce d'autant que la mesure de l'amélioration des paramètres respiratoires est un support fondamental à sa justification. Dans un petit pays, le traitement « qui marche », qui permet de ne plus « piquer la crise », qui évite d'aller « sous l'aérosol » la nuit, emporte donc l'adhésion générale et ce d'une façon surprenante (44).

Au-delà, l'asthme, bien que très fréquent, reste souvent une maladie « tabu ». Les souvenirs de décès dans l'entourage font peur. Son retentissement social est tel que l'on ne veut pas en parler, « ça fait honte ». L'ombre du malade respiratoire tuberculeux contagieux est encore bien présente, on se cache pour prendre le médicament. Autant d'obstacles à une prise en charge efficace, à une vie normale en famille, au travail, à l'école et dans le sport. Ce dernier point n'est pas spécifique à la Polynésie, il est par contre très certainement à lui seul une des meilleures justifications à l'éducation thérapeutique du patient asthmatique, en particulier lorsque l'on habite au beau milieu du Pacifique, très loin des grands circuits d'information (10).

2.2.2.2 Relation soignant/soigné

L'analyse des raisons de ce grand vide d'information amène naturellement à parler de la relation soignant/soigné.

Pourquoi l'information n'a-t-elle pas été délivrée par les professionnels de santé, ou plutôt comment apporter en Polynésie l'information aux malades, lorsque les médecins sont en faible nombre ? Surcharge des consultations, manque de temps, telle est la situation sur le terrain. On va donc à l'essentiel, à l'efficacité et à la toute-puissance du médicament. Tous les soignants sont confrontés quotidiennement à cette problématique. Face à une population d'un naturel gentil, très respectueuse du médecin, qui ne saurait dire qu'elle ne comprend pas et qui dit oui de principe pour faire plaisir au praticien, la relation soignant/soigné se réduit souvent très vite à sa plus simple expression, et ce même avec la meilleure volonté

Affirmer que le polynésien, parce qu'il ne demande rien ou n'exprime rien, ne s'intéresse pas à sa santé, et vouloir en faire la démonstration par le fait de la non observance thérapeutique est erroné. La situation est en fait totalement inverse. Le polynésien est avide d'informations, les travaux réalisés au centre d'asthmologie le démontrent (21). Si les explications ne lui sont pas fournies de manière précise, en particulier sur le pourquoi et le comment du traitement, il est certain qu'il ne sera pas suivi. En pratique, lorsque l'on prend du temps, on est largement récompensé. Si il a compris, le malade polynésien n'est pas plus inobservant qu'un autre, bien au contraire (18, 50).

La relation soignant/soigné constitue certainement le pivot de la réussite thérapeutique en Polynésie, où la relation de confiance du malade envers le thérapeute est très importante. De quel meilleur support l'éducation thérapeutique pourrait-elle bénéficier ?

2.2.3 Intérêts et obstacles à la mise en place d'un programme d'éducation thérapeutique

Sur le constat du faible nombre de personnels et de manque de temps, on comprendra aisément que les soignants se situent souvent très loin des considérations touchant à l'éducation thérapeutique. Il est par ailleurs pourtant évident que certains handicaps du système de santé polynésien peuvent se révéler de véritables atouts.

Le principal obstacle à la mise en place d'un programme d'éducation thérapeutique dans l'asthme en Polynésie tient très certainement aux réticences médicales. Celles-ci existent partout, elles se trouvent naturellement exacerbées lorsque la surcharge de travail ne permet pas d'assurer l'essentiel. Dans ces conditions on a du mal à accepter que des moyens soient affectés à d'autres activités que celles des soins traditionnels, et ce d'autant plus que la médecine spécialisée délaisse le savoir-faire humain au profit de la technologie. Cet état transparaît dès lors au niveau des institutions de soins qui cherchent surtout à combler les déficits matériels. Pourtant, cette argumentation, classique, ne tient pas la route, car on oublie de la replacer au sein des objectifs de santé publique. L'éducation thérapeutique répond en effet à un besoin largement exprimé par la communauté de soins confrontée à la réalité du terrain. Cette réalité, c'est le besoin pratique d'aide à leurs missions quotidiennes qui se heurtent à l'afflux des malades. L'éducation thérapeutique, dans sa finalité d'autogestion de la maladie, est un moyen fondamental à la facilitation et au redéploiement des activités de soins. En pratique, lorsque l'on passe une bonne partie de son temps à prescrire des aérosols pour des crises d'asthme, quel bonheur de découvrir qu'en prenant un peu de temps pour éduquer, les malades se prennent eux-mêmes en charge efficacement (14).

Au-delà, il est aussi évident qu'en éduquant, en particulier les patients porteurs d'affections chroniques sévères, fréquentes et à forte connotation familiale comme l'asthme, on sensibilise et on participe à l'information générale d'une population avide de ce type d'activité sanitaire. L'éducation thérapeutique peut donc être en Polynésie un bel exemple de mission de santé publique, à la fois originale, mais aussi rentable pour la société.

Il est en effet par ailleurs démontré que l'éducation thérapeutique est un élément essentiel du traitement des maladies chroniques de longue durée telles que l'asthme. Cette affection nécessite en effet un accompagnement où sont étroitement intriqués information, traitement, soutien, éducation. En s'appuyant sur l'analyse des recommandations internationales, l'ANAES indique clairement que « l'éducation thérapeutique du patient fait partie intégrante du traitement et de la stratégie de prise en charge du patient asthmatique » (2). Il s'avère en particulier qu'elle a une efficacité démontrée sur plusieurs critères d'évaluation du contrôle de l'asthme tels que, les hospitalisations, le recours au service d'urgence et les consultations non programmées (13). Ainsi, face à un nombre de professionnels de santé réduit et une dispersion très importante des populations contraintes à l'isolement, la cible de l'autogestion de la maladie, en particulier pour les affections les plus sévères, les plus à risque d'asthme aigu grave, est une considération majeure à porter au crédit de l'éducation thérapeutique du patient asthmatique dans le cadre de la stratégie globale de prise en charge de la maladie en Polynésie (13).

2.2.4 Critères initiaux de définition du programme d'éducation

Pour construire un programme d'éducation thérapeutique, nous partirons des besoins d'éducation exprimés par la population et les professionnels de santé ainsi que du fait établi selon lequel l'éducation thérapeutique structurée est plus efficace que l'information seule (12, 13).

Nous retiendrons ainsi les grands principes des « *self management programs* » anglo-saxons. Relativement à l'isolement et au déficit en professionnels de santé, ce programme devra privilégier l'apprentissage individuel à l'autogestion du traitement par le patient : appréciation des symptômes, prévention des facteurs déclenchants, mesure du DEP et plan de traitement écrit répondant au système des trois zones de couleurs. Selon le principe d'intégration aux soins, un suivi régulier par le médecin au moyen de consultations programmées devra donc être privilégié (14).

Au-delà de l'objectif évident d'éviter les principaux risques de la maladie asthmatique que sont le décès et l'évolution vers le handicap respiratoire, le retentissement sur la vie quotidienne et ses corollaires d'absentéisme scolaire et professionnel seront un enjeu majeur afin de sortir les malades de leur isolement. A ce niveau, nous rechercherons une approche centrée sur la culture polynésienne. La parole, les outils, les illustrations visuelles devront être privilégiés dans la tradition polynésienne de la convivialité du groupe. C'est dire qu'un programme d'éducation thérapeutique de groupe devrait parfaitement être adapté aux besoins de la population polynésienne, charge à l'équipe de soins de savoir préalablement lever certains tabous sur la maladie et d'assurer la constitution de groupes homogènes (33).

Les écueils devraient pouvoir être levés dès lors que sera mis en place un processus coordonné, continu et intégré aux soins soutenu par une équipe en laquelle le malade a confiance.

2.2.5 L'éducation thérapeutique dans la prise en charge du patient asthmatique

Pour des raisons de commodités et de plan, les principes de l'éducation thérapeutiques, les outils éducatifs et les critères d'évaluation sont présentés dans le cadre de la méthodologie de l'étude. Ceux-ci sont globalement conformes aux recommandations de l'ANAES (2).

3 OBJECTIFS

151 patients adultes asthmatiques sévères ont été recrutés sans randomisation parmi les patients pris en charge au centre d'asthmologie. Parallèlement au suivi médico-éducatif habituellement proposé, ils ont participé à la mise en place des deux premiers modules d'un programme d'éducation thérapeutique de groupe. Cette étude a été conduite avec l'objectif :

1) de vérifier la **faisabilité du programme** et de s'assurer du **respect des objectifs de suivi médico-éducatif individuel** par une étude quantitative de l'activité du centre (caractéristiques des personnes prises en charge et ressources humaines et matérielles mobilisées)

2) d'évaluer l'adaptation, aux besoins et aux capacités des patients, des **objectifs**, des **techniques** et des **outils pédagogiques,** et de vérifier la qualité de l'**évaluation de l'éducation thérapeutique de groupe,** par une étude qualitative sur les résultats des 2 premiers modules

3) d'évaluer **l'efficacité thérapeutique du programme** relativement à **la qualité du suivi** et à l'**évolution du VEMS** :
> Des patients suivis comparés à un groupe témoin qui n'a pas participé aux modules d'éducation thérapeutique de groupe, apparié sur l'âge, le sexe, l'origine géographique et la sévérité de la maladie.
> Des patients ayant participé aux deux modules, séparés en deux groupes en fonction de l'évaluation finale individuelle.

Cette étude constitue l'étape préliminaire à la **définition d'un programme complet d'éducation thérapeutique de l'adulte asthmatique, structuré et intégré aux soins** basé sur un suivi médico-éducatif individuel associé à un programme d'éducation de groupe. Ce programme complet devra répondre à deux impératifs : pouvoir être proposé à tous les patients pris en charge au centre d'asthmologie et être adapté à leurs besoins en prenant compte, en particulier, de la dimension culturelle polynésienne.

4 MÉTHODOLOGIE

4.1 Présentation du cadre de l'étude

4.1.1 Modalités générales de recrutement de l'étude

Les malades ont été recrutés parmi les consultants du centre d'asthmologie du CHPf Mamao de Papeete. Conformément aux objectifs prioritaires de prise en charge du centre d'asthmologie et des besoins médico-éducatifs, il s'agissait d'asthmatiques sévères adultes présentant un asthme palier 4 dans le consensus de l'OMS et en longue maladie. Ils ont été inclus de façon prospective, sans randomisation, dans un programme d'éducation thérapeutique de groupe en complément d'une prise en charge médico-éducative individuelle.

4.1.2 Modalités de prise en charge au centre d'asthmologie

Le mode de prise en charge des malades est propre au centre d'asthmologie. Ils y sont accueillis par un médecin pneumologue et par une infirmière spécialement formée avec un profil « anglo-saxon » d'infirmière clinicienne. Les consultants sont majoritairement des consultants externes. Dès leur arrivée au centre, ils remplissent un auto questionnaire de santé **(Annexe 1)** développé par le centre et parfaitement évalué (21). Conjointement avec la mesure des paramètres fonctionnels respiratoires, ce questionnaire permet un tri rapide sur la sévérité de la maladie. Tous les malades bénéficient d'une évaluation complète de leur maladie sur une feuille d'observation standardisée comprenant : évaluation clinique, fonctionnelle respiratoire, radiologique et allergologique. Celle-ci permet de déterminer la sévérité de la maladie et de proposer un traitement de fond adapté dans le cadre général fixé par le consensus de l'OMS (33, 35) **(Tableau II)**.

Toutes les données médico-éducatives enregistrées sont colligées dans un dossier patient nominal conservé au centre d'asthmologie.

4.1.3 Bilan clinique et fonctionnel respiratoire initial

4.1.3.1 Evaluation clinique :

Tous les malades ont bénéficié d'un entretien suivi d'un examen clinique mené successivement par le pneumologue et l'infirmière consultante du centre d'asthmologie.

Les entretiens ont été menés selon un schéma standardisé répondant à une grille d'évaluation adulte. Les entretiens ont analysé la fréquence des crises d'asthme, des symptômes respiratoires diurnes et nocturnes, de la toux diurne et nocturne, des prises de broncho-dilatateurs inhalés d'action rapide ainsi que le retentissement des symptômes respiratoires sur l'activité du malade. Au terme de leurs évaluations séparées, le pneumologue et l'infirmière ont confronté leurs conclusions afin de fixer le palier de sévérité clinique de la maladie.

4.1.3.2 Evaluation de la fonction respiratoire :

<u>Pléthysmographie :</u>

Les EFR ont été pratiquées en état stable au moyen d'un pléthysmographe Jaeger Masterlabsystem. Les mesures ont été réalisées au cours d'une analyse lente des volumes, d'une manœuvre d'expiration forcée et d'une épreuve d'interruption des flux en cabine de pléthysmographie suivies d'un contrôle des valeurs en analyse lente des volumes et en expiration forcée 10 minutes après prise de 2 bouffées de 250 microgrammes de Terbutaline (Bricanyl) au moyen d'une chambre d'inhalation.

Les principaux paramètres suivants ont été enregistrés : capacité pulmonaire totale (CPT), volume résiduel (VR), capacité vitale lente (CVL), capacité vitale forcée (CVF), volume expiratoire maximale en 1 seconde (VEMS), indice de Tiffeneau (VEMS/CVL), débit expiratoire périphériques (DEM 50 et DEM 25-75) et résistances bronchiques. Les résultats ont été exprimés, conformément aux recommandations internationales, en pourcentage des valeurs théoriques en fonction de l'âge, du sexe, du poids et de la taille au moyen du logiciel MLINST intégré au pléthysmographe.

Courbe de débit expiratoire de pointe :

Les premiers malades inclus dans l'étude ont réalisé une courbe de débit expiratoire de pointe (DEP) à domicile sur une durée de 8 à 15 jours en fonction de leur disponibilité. Ces malades, ne recevant aucun traitement de fond, ont enregistré le matin au lever et le soir au coucher, à distance de plus de 2 heures de toute prise de broncho-dilatateur inhalé d'action rapide, la mesure de leur DEP en position debout au moyen d'un débitmètre de pointe adulte (Mini-Wright™ Clement Clarke International). A chaque épreuve, ils ont réalisé 3 mesures de DEP dont les résultats ont été enregistrés sur une fiche de recueil standardisée, accompagnées de leurs symptômes et du nombre de prises de broncho-dilatateurs inhalés d'action rapide.

Les courbes de DEP ont été construites sur une feuille de recueil standardisée par les personnels du centre d'asthmologie lors de la consultation de contrôle, par prise en compte de la meilleure des 3 valeurs de DEP obtenue à chaque épreuve. La variabilité du DEP a été calculée à partir de la plus grande différence de variation entre les mesures du DEP du matin et du soir selon la formule ([DEP haut - DEP bas] / [(DEP haut + DEP bas)/2]) x 100.

4.1.4 Évaluation du palier de sévérité

L'évaluation de la sévérité de la maladie a été conduite conformément aux recommandations du consensus de prise en charge de l'asthme de l'OMS de 1998 **(tableau II)**. Elle permet de classer les malades en 4 paliers de sévérité : palier 1 léger intermittent, palier 2 léger persistant, palier 3 modéré et palier 4 sévère **(tableau I)**

L'évaluation de la sévérité de la maladie prend en compte :

-des données cliniques d'interrogatoire constituant le palier de sévérité clinique. Celui-ci a été établi en consultation par les personnels consultants du centre d'asthmologie sur la base de la grille d'évaluation clinique du centre, et par confrontation des données enregistrées indépendamment par le pneumologue et l'infirmière consultante.

-des données fonctionnelles respiratoires constituant le palier fonctionnel. Celui-ci résulte de la prise en compte du palier VEMS et du palier DEP si ce dernier est disponible. La détermination du palier VEMS a reposé sur la mesure du VEMS conformément aux recommandations du consensus international de L'OMS 1998. La détermination du palier DEP a reposé sur la mesure de la variabilité du DEP entre le matin et le soir conformément aux recommandations du consensus international de l'OMS 1998 **(tableau I)**

Conformément aux recommandations du consensus international de l'OMS 1998, la détermination du palier de sévérité répond toujours à la prise en compte du plus fort critère de sévérité de chaque item considéré dans le palier ou du plus haut palier de sévérité, lorsque que le palier considéré résulte de la prise en compte des deux différents paliers de sévérité.

4.1.5 Prise en charge médico-éducative

Le médecin assure la prise en charge des paliers légers et modérés, assurant une réorientation extrahospitalière immédiate après bilan des affections légères (palier 1 et 2 du consensus de l'OMS). Les asthmatiques palier 3 peuvent bénéficier d'un suivi médico-éducatif secondairement au centre.

Les asthmes sévères sont prioritairement pris en charge par l'infirmière du centre dans une démarche médico-éducative d'emblée (13). En plus de l'évaluation générale de la maladie et la mise en place d'un traitement, celle-ci comprend : une éducation individuelle minimale à la physiopathologie, aux modes d'action des médicaments et aux facteurs déclenchants, une éducation et une évaluation des techniques d'utilisation des médicaments inhalés, la mise en place d'une auto surveillance au moyen du DEP et la définition d'un plan d'action individualisé écrit basé sur le système des 3 zones, un suivi médico-éducatif, un diagnostic éducatif et la participation au programme d'éducation thérapeutique de groupe.

Le programme est mis en place par l'infirmière selon un principe de progressivité adapté aux besoins du patient. Bien que le médecin assure aussi seul des consultations de suivi, cette activité est essentiellement menée dans un premier temps par l'infirmière. Elle évalue la maladie avec le patient en terme de sévérité et de contrôle, vérifie les techniques d'inhalation et s'assure de la mise en application de l'autogestion du traitement axé sur la mesure du DEP et le plan d'action écrit répondant au système des trois zones de couleur. Elle aborde les problèmes de tabagisme et de contrôle de l'environnement, souvent au moyen de supports écrits d'évaluation (test de Fagerström) ou d'informations, et s'attache à préciser les difficultés de vécu de la maladie. Elle mène parallèlement ses activités éducatives sous forme de sensibilisation, d'information, d'apprentissage et intègre en continu l'évaluation des différentes compétences. Chaque fin de consultation est l'objet d'une synthèse menée par l'infirmière et le médecin avec le patient. La stratégie thérapeutique et le plan d'action y sont révisés, ainsi que les objectifs des compétences à atteindre. Cette synthèse est consignée par le médecin dans les différents documents de correspondance destinés aux professionnels extérieurs à l'équipe. La fréquence des visites et leur contenu sont déterminés en fonction de l'acquisition des compétences et des capacités de transfert dans la vie de tous les jours confrontées aux résultats du suivi médical.

Le diagnostic éducatif est mené par l'infirmière, rarement de façon complète en un temps, mais plutôt de manière progressive tout au long des différentes consultations. Cette prise en charge globale, progressive et coordonnée des patients permet de les conduire à leur rythme vers le programme d'éducation thérapeutique de groupe organisé et géré par l'infirmière.

4.1.6 Organisation de l'activité d'éducation thérapeutique de groupe

L'infirmière gère seule le programme d'éducation thérapeutique de groupe. Les patients sont sélectionnés prioritairement par rapport à la sévérité (palier 4 en longue maladie) et au suivi médico-éducatif de leur maladie. Conformément au diagnostic éducatif, l'infirmière organise des groupes de 4 patients en tenant compte de l'âge, du sexe, du niveau social et économique, du niveau d'expression orale et écrite du français et du tahitien, des acquis éducatifs, des motivations et des objectifs personnels des patients ainsi que de leurs capacités à dialoguer et à partager leur expérience. Il s'agit ici de compétences propres développées par l'infirmière qui n'ont pas été formalisées à ce jour. Cette formalisation fait partie des objectifs du programme (53).

L'activité est proposée deux fois par semaine par groupes de quatre personnes pour des séances de deux heures et demie. Deux modules sont actuellement opérationnels, avec un programme complet qui devrait comprendre trois modules généraux et un module final d'évaluation des compétences. Le programme est dénommé « Vivre avec son asthme », le module 1 « la maladie et les médicaments », le module 2 « les symptômes et leur gestion » et le module 3 « l'asthme au quotidien dans son environnement ». Il reprend globalement l'acquisition des compétences décrites précédemment dans les objectifs d'autogestion de la maladie que nous avons essayé d'adapter aux caractéristiques culturelles polynésiennes précisées au paragraphe 2.2.2. Les modules sont complémentaires et sont proposés successivement. Les patients participent donc au module 1 puis au module 2 (puis module 3 et module d'évaluation générale dans le futur).

Les caractéristiques des deux premiers modules sont présentées au chapitre 3.3.4.

4.2 Présentation du programme d'éducation thérapeutique structuré

4.2.1 Objectifs, principes et outils pédagogiques du suivi médico-éducatif individuel

Cette partie individuelle du programme prend en compte trois domaines d'application relevant des compétences à acquérir par le patient dans le cadre d'un programme d'éducation structuré : l'éducation individuelle générale, les techniques d'utilisation des médicaments inhalés, la surveillance par le DEP et le suivi d'un plan d'action individuel écrit. Elle comprend aussi un domaine de base de l'éducation, la réalisation du diagnostic éducatif.

4.2.1.1 Éducation individuelle générale

Ce domaine comprend trois grandes sections dans le programme :

Les connaissances générales sur les mécanismes de l'asthme : le rôle des bronches, le bronchospasme, l'inflammation bronchique et ses effets à long terme.

Il s'agit ici de la base indispensable à la compréhension des signes cliniques de la maladie (permettant de les percevoir et d'en analyser la gravité) et de l'intérêt du traitement de par ses modes d'action. La littérature internationale est unanime sur l'intérêt pour le patient de connaître les principes physiopathologiques de base et de savoir expliquer de manière succincte sa maladie (2).

Dans ce cadre, un classeur imagier est utilisé, fourni par l'industrie pharmaceutique, auquel le patient apporte ses commentaires en compagnie de l'éducateur avec emploi de métaphores (10). Il n'a pas été développé à ce niveau d'outil spécifique d'évaluation des résultats.

Le mode d'action des médicaments et les objectifs du traitement : Traitement de la crise, traitement de fond, pour soulager, pour contrôler.

Il est fondamental que le patient soit capable de choisir un médicament selon son mode d'action et qu'il comprenne l'intérêt de la prise quotidienne des médicaments anti-inflammatoires afin de ne pas les interrompre sans avis médical. Il doit de plus savoir choisir les médicaments de secours en fonction de son état respiratoire et en particulier disposer en permanence d'un médicament broncho-dilatateur auquel il aura recours précocement dès les premiers signes d'une crise. L'ensemble des recommandations internationales précise l'importance de cette différenciation entre les objectifs du traitement de fond et ceux du traitement de la crise (33, 52).

Un classeur imagier est également utilisé ici, associé à la technique dénommée « choisir ses médicaments ». Tous les médicaments disposés dans une boîte, il est demandé au patient de choisir et de différencier ceux utilisés dans le traitement de fond et le traitement de la crise d'asthme (4, 10). Il n'a pas non plus été développé à ce niveau d'outil spécifique d'évaluation des résultats.

L'environnement et la maîtrise des facteurs déclenchants : viroses respiratoires, allergènes, irritants, tabac …

Il s'agit ici d'un domaine très vaste qui, en plus des facteurs généraux largement admis, nécessite une bonne connaissance de l'environnement local polynésien. Il est en effet reconnu que le patient asthmatique doit parfaitement maîtriser, à la fois les facteurs favorisants de la maladie et ses propres facteurs déclenchants, afin d'en pratiquer l'éviction ou de les contrôler. Toutes les recommandations internationales abordent les problèmes liés à l'environnement, les mesures s'adressant plus particulièrement aux allergènes et au tabac. Elles insistent toutes sur la nécessité d'éviter les situations à risque, d'adapter précocement le traitement en cas de rencontre avec un « asthmogène » par la prise préventive d'un broncho-dilatateur inhalé, en particulier avant l'effort (33, 52). En Polynésie, les principaux facteurs déclenchants sont représentés par les allergènes (les acariens et les blattes), la pollution domestique (tortillons anti-moustiques, tabac), les épidémies de viroses respiratoires et des composés alimentaires tels que les sulfites, agents conservateurs présents dans les « bonbons chinois » très consommés sur le territoire.

Une mention spéciale est à porter aux acariens, dont la concentration est très forte dans la poussière, et à un tabagisme de 42% chez les femmes. Les mesures reposeront donc avant tout sur l'éviction des tapis et moquettes, l'utilisation de housses anti-acariens ainsi que sur le sevrage tabagique dont on connaît les difficultés (23, 39).

La démarche passe ici avant tout par l'identification des facteurs déclenchants personnels du patient associée au bilan initial de la maladie (interrogatoire, tests cutanés ...) en veillant à préserver le côté non directif par un questionnement ouvert. Un classeur imagier est encore ici employé, associé à la sensibilisation sur les facteurs environnementaux que le patient ne connaît pas. L'information est délivrée oralement et aux moyens de supports écrits (10). Il n'a pas non plus été développé à ce niveau d'outil spécifique d'évaluation des résultats.

4.2.1.2 Techniques d'utilisation des médicaments inhalés

Là aussi, toutes les recommandations internationales citent la prise des médicaments et les techniques d'inhalation comme des éléments importants de la prise en charge de l'asthme. La voie inhalée est la voie privilégiée. Ses avantages sont représentés par une meilleure efficacité des médicaments liée à une action directe sur les bronches avec rapidité d'action accrue et peu d'effets secondaires en raison d'un faible passage systémique. Les inconvénients de la voie inhalée reposent sur la nécessaire coordination entre l'inspiration et le déclenchement de l'aérosol doseur, ainsi que dans la bonne maîtrise ventilatoire répondant à la séquence expiration/inspiration profonde/apnée. Ainsi il est admis que 50 % des patients n'ont pas une technique correcte d'utilisation de l'aérosol doseur. Ce constat est particulièrement évident chez l'enfant et le sujet âgé. Il conduit à une perte d'efficacité du traitement de fond par réduction de la dose délivrée au site d'action et par une majoration des effets secondaires, en particulier des corticoïdes inhalés. C'est pour cette raison qu'ont été développés des systèmes améliorant l'efficacité de la prise, comme l'interposition d'une chambre d'inhalation ou l'emploi de sprays doseurs auto déclenchés et d'inhalateurs de poudre sèche qui ne nécessitent pas de coordination main-bouche. Toutefois, toutes les difficultés d'inhalation ne sont pas levées par emploi de ces dispositifs. Ils doivent tous être utilisés avec une technique rigoureuse qui doit donc être enseignée en vue d'un usage correct (38, 40).

Les techniques d'inhalation sont enseignées dans la continuité du « choix du médicament » en utilisant une grille d'évaluation notée sur 10 et adaptée au système utilisé (spray doseur, chambre d'inhalation, dispositif médicamenteux). Cette grille reprend les items classiques des techniques d'inhalation : vérification de la date de péremption, agitation optionnelle en fonction du système ou armement, prise en main, séquence ventilatoire précédemment décrite et coordination avec la mise en action du système, reconduite de l'ensemble de la séquence en fonction du nombre de prises, rinçage buccal. Le patient est initialement invité à faire une démonstration de sa technique avec un placebo. Celle-ci est ensuite corrigée par l'éducateur au moyen d'une démonstration et d'un support visuel. Le patient ré exécute ensuite la manœuvre jusqu'à l'obtention d'une technique correcte (52). Bien entendu, les capacités du patient à utiliser correctement un dispositif ainsi que ses préférences personnelles rentrent en ligne de compte directe dans le choix du dispositif médicamenteux prescrit. Les résultats de l'évaluation des techniques d'utilisation des médicaments inhalés n'ont pas été pris en compte dans l'étude.

4.2.1.3 Courbe de DEP et plan d'action écrit

La mesure quotidienne du DEP peut être un moyen essentiel de surveillance au long cours de l'asthme par la possibilité d'appréciation quotidienne de l'état respiratoire et d'adaptation en temps réel du traitement. Le DEP mesure le débit maximal instantané au cours d'une expiration forcée. Il reflète le calibre des voies aériennes dont la valeur théorique est renseignée sur des tables prédictives fonction du sexe, de la taille et de l'âge (11). Le DEP offre donc l'opportunité d'une mesure facile, objective et reproductible de l'obstruction bronchique au moyen d'un dispositif peu onéreux. Son utilisation et la mise en œuvre régulière de sa mesure avec réalisation d'une courbe doivent néanmoins être enseignées. La mesure du DEP est biquotidienne, le matin au lever et le soir au coucher, avant toute prise médicamenteuse. Le patient effectue trois mesures et il inscrit le meilleur chiffre sur sa courbe, tout en y consignant les signes et les circonstances en rapport avec sa pathologie ainsi que sa consommation médicamenteuse. Il peut aussi utiliser son débitmètre en cas de symptômes pour vérifier son niveau d'obstruction bronchique. La réalisation d'une telle surveillance permet de détecter précocement les exacerbations, de juger du niveau d'activité de la maladie (variabilité du DEP), reflet de la sévérité, de sécuriser le patient et de l'encourager à poursuivre son traitement par la visualisation d'un critère objectif (11). Malheureusement, cette technique simple n'est cependant pas applicable ou rentable chez tous les patients. Pour ceux chez qui elle peut être mise en application, elle offre la possibilité d'établir un plan d'action écrit selon le système des 3 zones. Celui-ci est basé sur la détermination optimale du DEP sous traitement : zone verte entre 80 et 100% de la valeur optimale, orange entre 60 et 80% et rouge inférieure à 60% selon l'OMS (14, 33). Le plan d'action écrit est un outil d'autogestion indispensable de la maladie. Il doit pour cela décrire avec précision la marche à suivre par le patient et peut être mis en place selon le principe suivant :

- zone verte : stable = pas de modification thérapeutique voire réduction du traitement de fond.
- zone orange : instable = nécessité de modifier la thérapeutique en augmentant le traitement de fond.
- zone rouge : urgence = nécessité de consultation médicale.

Il est essayé dans ce programme de mettre en œuvre cette technique au mieux. L'enseignement doit être attentif et progressif. La surveillance initiale de la courbe de DEP sert à adapter le traitement de fond en comparaison aux critères cliniques de contrôle de l'asthme et d'évolution de la fonction respiratoire, tout en permettant la sensibilisation du patient à ses symptômes, aux facteurs déclenchants et à sa consommation de broncho-dilatateurs inhalés d'action rapide. Dès que le patient a acquis des compétences suffisantes et qu'un DEP optimal a été déterminé, le plan d'action écrit est mis en place lors d'une synthèse faite par l'infirmière et le médecin. Celui-ci sera ensuite régulièrement validé au cours du suivi, tant dans son efficacité que dans son bon respect par le patient.

4.2.1.4 Diagnostic éducatif

On ne rentrera pas dans les détails du domaine très complexe du diagnostic éducatif, étape essentielle de la démarche éducative. De part le mode de fonctionnement du centre, il a été mis en place une démarche d'élaboration progressive plutôt qu'un processus d'entretien unique. Construit par l'infirmière tout au long des différentes consultations, le modèle à cinq dimensions proposé par d'Ivernois et Gagnayre (8) est suivi : biomédicale, socioprofessionnelle, cognitive, psychoaffective, projets personnels du patient. Les résultats sont colligés sur une fiche de synthèse qui précise l'état d'avancement de la démarche éducative en termes d'objectifs et de prise en charge.

4.2.2 Évaluation du suivi médico-éducatif individuel

S'agissant d'une analyse quantitative, celle-ci repose sur les données de consultations reportées par les personnels du centre sur un document standardisé, comportant les caractéristiques des patients et de leur maladie, ainsi que les actes médico-éducatifs réalisés.

Il n'a pas été développé à ce niveau d'outils d'évaluation qualitative du programme, ce qui aurait nécessité la mise en place d'une méthodologie beaucoup plus lourde axée sur le contrôle de l'asthme, l'évolution de la maladie et la qualité de vie, autant de critères multifactoriels difficiles à appréhender. L'essentiel de cette partie repose donc sur l'analyse quantitative de nos pratiques quotidiennes, à savoir la mise en œuvre des différents domaines (éducation individuelle générale, techniques d'inhalation, courbe de DEP, plan d'action, diagnostic éducatif). Cette analyse a été conduite relativement au nombre de séances totales et moyennes par patient inclus dans l'étude avec comparaison des données d'activités des deux membres de l'équipe. Cela devra permettre de préciser les points forts et faibles du programme, ainsi que de mieux définir le rôle respectif des intervenants. Il s'agit d'un objectif majeur visant à une meilleure définition et organisation de l'activité du centre en réponse aux objectifs et aux priorités, afin de rationaliser les pratiques face à des moyens humains limités.

4.2.3 Objectifs, principes et outils pédagogiques de l'éducation thérapeutique de groupe

Il existe de nombreux points de recoupement entre l'éducation individuelle et l'éducation de groupe. A ce titre, seules les spécificités du programme d'éducation de groupe, axées sur les principes et les supports développés, sont exposées dans ce chapitre, dès lors que le sujet concerné a déjà été abordé dans le chapitre du suivi médico-éducatif individuel (cf. 3.3.2).

Nous exposons ici les détails des deux premiers modules opérationnels, le troisième module étant en cours d'élaboration.

4.2.3.1 Description des modules

<u>Module 1</u>

Les objectifs détaillés du module 1 sont présentés dans l'**annexe 2**. Ils comprennent :

- **la connaissance de la physiopathologie de la maladie** : les bronches et leur rôle, la bronchoconstriction, l'inflammation bronchique, le lien entre inflammation et bronchoconstriction, les risques à long terme de l'inflammation.

- **les différentes classes de médicaments et leurs relations avec la physiopathologie** : le traitement de la crise, le traitement de l'inflammation, le traitement pour soulager versus le traitement pour contrôler.

- **la prise des médicaments et les techniques d'inhalation** : technique du spray, de la chambre d'inhalation et des différents systèmes d'inhalation.

Les trois domaines traités par ce module ne présentent pas de particularités par rapport à ceux présentés dans le cadre du suivi médico-éducatif individuel. Il s'agit d'un module très « technique » qui se veut fixer les bases fondamentales de compréhension des mécanismes de la maladie et de son traitement.

Module 2

Les objectifs détaillés du module 2 sont présentés dans l'**annexe 3**. Ils comprennent :

- **les symptômes de l'asthme** : les signes qui annoncent la crise, les signes pendant la crise, les signes de fin de crise.

- **la durée des symptômes, leur signification et leur traitement** : la crise d'asthme aiguë, l'attaque d'asthme, les signes quotidiens de l'asthme chronique.

- **les signes de gravité de la crise et le traitement** : les signes de gravité et leur signification, le traitement de la crise en fonction de la gravité.

- **le DEP et la courbe de DEP** : la mesure du DEP, la réalisation de la courbe de DEP, l'interprétation de la courbe de DEP.

- **lecture et compréhension de l'ordonnance** : l'ordonnance.

Ce module est plus original que le module 1 par le fait qu'il aborde de nombreux points non pris en compte dans le cadre de l'éducation individuelle. Il vise initialement à faire « redécouvrir » les symptômes très souvent sous-estimés et de les relier à la physiopathologie et au traitement en confortant les acquis du premier module. Cette partie insiste sur les caractéristiques personnelles de la maladie, la difficulté de perception des symptômes et la nécessité de bien se connaître. Elle permet de replacer les symptômes dans l'échelle du temps et de formaliser les différentes notions qui lui sont relatives, de la crise aiguë à l'asthme chronique. A cet effet, une approche de mesure visuelle de la sévérité et de la gravité est utilisée, en veillant toujours à relier l'enregistrement des symptômes et leur variation dans le temps à la physiopathologie et au traitement. Cela permet de mieux appréhender la mesure du DEP et la réalisation de la courbe de DEP, partie technique, qui se trouve replacée dans la dimension des symptômes, de la physiopathologie, du traitement et donc au final dans le vécu quotidien de la maladie. Le module aborde enfin une partie essentielle représentée par le traitement de la crise en fonction de sa gravité. Celle-ci est centrée sur la connaissance des signes de gravité et de leur prise en charge précoce adaptée à leur intensité.

Ce module se veut le lien entre le vécu de la maladie, la mesure objective de sa sévérité et de son évolution dans le temps et la mise en œuvre de son traitement et de sa surveillance. Il s'agit donc de l'introduction au cadrage de la maladie dans son environnement et son autogestion quotidienne qui sera abordé dans le troisième module. Cette stratégie a été développée en conformité avec les recommandations internationales de l'OMS et les grands principes de l'éducation thérapeutique en essayant de proposer un programme de prise en charge global cohérent avec les patients polynésiens.

4.2.3.2 Techniques pédagogiques et outils éducatifs

Les modules ont été construits afin de favoriser la participation active des patients et l'interactivité. Les contenus détaillés de chaque module sont présentés dans les **annexes 2 et 3**.

Techniques pédagogiques

Les deux modules répondent d'une façon générale à la technique pédagogique de l'exposé interactif (27). Dans l'expérience du programme, elle est basée sur un mélange de questionnement et de mise en situation devant des outils éducatifs (par exemple des maquettes de bronches). Elle met en œuvre les connaissances et les expériences de l'ensemble des participants en favorisant la discussion et la confrontation des idées. Le formateur dirige la séance en questionnant les insuffisances et en remettant en cause les acquis, cherchant à obtenir l'expression de notions ou de mots-clés en relation avec des observations (par exemple, pour la maquette de bronche contractée, il s'agit d'un tuyau dont le diamètre est diminué) et des interprétations (l'air passe moins bien, on est essoufflé). Cela permet aux participants de progresser dans leurs connaissances par eux-mêmes et avec l'appui du groupe, ainsi que de conforter leurs acquis par le dialogue et l'interactivité.

Les deux modules emploient aussi des techniques issues de l'atelier du souffle élaboré par d'Ivernois et Gagnayre (IPCEM, 1994) dès lors que sont étudiées des manœuvres gestuelles telles que l'utilisation des médicaments inhalés (module 1) ou du débitmètre de pointe (module 2). A cet effet, les patients se positionnent à tour de rôle comme évaluateurs au sein de binômes avec utilisation des grilles d'évaluation déjà décrites. Le formateur, initialement simple observateur, réalise une synthèse des acquis avec les participants, au terme de la séquence.

Les modules utilisent aussi régulièrement, tout au long des séances, la technique dite « choisir ses médicaments » (cf. 3.3.2.1). Elle fait appel à des dispositifs médicamenteux de démonstration ou à des cartes aimantées représentant les différents systèmes (cf. outils éducatifs). Les principes pédagogiques de cette technique adaptée au traitement de la maladie peuvent être transposés à une technique que nous pourrions dénommer « choisir ses bronches ». Cette dernière intervient pour tout recours à la physiopathologie de la maladie, les patients devant choisir une maquette de bronche adaptée à la situation explorée (cf. outils éducatifs).

Outils éducatifs

Les deux modules utilisent le matériel fourni par le laboratoire GSK représenté par un tableau mural et des cartes aimantées. Ces outils sont notamment utilisés pour illustrer les différentes classes de médicaments et les techniques d'utilisation des médicaments inhalés dans le module 1 ainsi que pour les symptômes de la maladie et les signes de gravité dans le module 2. En utilisant la même technique, de nouvelles cartes ont été élaborées pour illustrer certains symptômes ainsi que l'évolution des signes de la maladie dans le temps : échelle de valeur visuelle, flèches et *smiles*.

Les outils comprennent aussi un classeur imagier et des présentations murales du système respiratoire, des échantillons médicamenteux de démonstration, des débitmètres de pointe, différents exemples de courbes de DEP et une reproduction d'ordonnance grand modèle. Tout au long du programme d'éducation de groupe, nous utilisons aussi cinq maquettes de bronches réalisées en mousse ou en plastique pour la dernière, et représentant : la bronche normale, la bronche contractée, la bronche inflammatoire, la bronche contractée/inflammatoire et la bronche vieillie.

4.2.4 Évaluation de l'éducation thérapeutique de groupe

L'évaluation des modules d'éducation est basée sur l'utilisation d'une grille d'évaluation des objectifs séance **(annexes 4 et 5)** et sur un questionnaire individuel d'évaluation des connaissances des participants **(annexes 6 et 7)**. Il s'agit d'une évaluation qualitative des résultats du programme d'éducation de groupe.

4.2.4.1 Grille d'évaluation séance

La grille d'évaluation de séance précise si les objectifs représentés par l'expression de notions ou de mots-clés ont bien été atteints et par qui ils l'ont été, les participants ou le formateur. Il s'agit donc d'une évaluation qualitative des résultats collectifs. La grille est remplie par le formateur au cours de la séance, elle lui sert d'ailleurs de support à son déroulement.

Les résultats des grilles permettront de vérifier la faisabilité de chaque module et de chacune des sections des modules (niveau d'atteinte générale des objectifs) ainsi que les différents niveaux de difficulté (capacités des participants à atteindre les objectifs). L'association à des comparaisons entre modules permettra d'examiner le degré d'adéquation aux objectifs et donc de discuter les améliorations à apporter au programme : durée des modules, niveaux de difficulté par rapport aux possibilités des participants, points forts à valoriser, points faibles à améliorer, qualité des techniques, des outils, des messages et de l'évaluation même (6).

4.2.4.2 Questionnaire individuel participant

Le même questionnaire est rempli par les participants en début de séance (sans être corrigé) et en fin de séance. Cela permet de connaître le niveau de connaissance initial des participants et de vérifier la possession des savoirs et compétences visés en fin de formation conformément aux grands principes de l'évaluation des acquis (16). Le système de notation n'est pas communiqué aux participants. Il ne leur est en particulier pas précisé combien de réponses sont attendues pour chaque question, car le choix de certaines propositions peut entraîner un score nul ou négatif.

Le questionnaire du module 1 utilise la technique des QCM qui consiste à choisir la ou les réponses correctes à partir de plusieurs réponses dont certaines sont des pièges (7, 15). Les pièges amènent à un score nul à la question, ce qui minimise les possibilités de réponses au hasard. Les avantages et les inconvénients de cette technique sont bien connus. Les QCM n'exigent pas de réponses élaborées, elles sont strictement standardisées et leur correction est aisée. En contrepartie, elles exigent un grand travail de mise au point en concertation au sein d'une équipe, afin d'éviter toute possibilité d'interprétation erronée et de favoriser un travail de réflexion plutôt qu'une simple utilisation des connaissances.

Le questionnaire du module 2 comprend une étude de cas **(annexe 8)**, technique qui introduit le patient à la prise de décision à partir d'un raisonnement basé sur un problème proche de son expérience. Elle favorise ainsi la mise en application pratique des connaissances (27, 32). Le cas présenté est lu par le formateur en s'assurant de la bonne compréhension des termes par les patients. A ce niveau, le questionnaire utilise la base de la méthode issue des cartes de Barrows. Cette technique très utilisée correspond en effet parfaitement à un objectif de prise de décision (10). Elle consiste en une série de propositions en relation avec le cas présenté. Les propositions sont équilibrées entre des choix positifs, neutres et négatifs représentent autant de points positifs, nuls ou négatifs attribués dans le questionnaire. A ce niveau la notation peut donc être négative.

Les 2 modules mettent aussi en jeu des supports visuels nécessitant de relier une proposition au schéma qui lui correspond (physiopathologie, évolution des symptômes, interprétation de courbe de DEP) ou de classer des schémas par ordre chronologique (technique d'utilisation des médicaments inhalés). Ce type de questionnement permet d'explorer les capacités de schématisation et de structuration des connaissances ainsi que leurs possibilités d'application pratique. Le support visuel peut à priori paraître très accessible pour le patient. Les difficultés résident en fait dans la mise au point de schémas parfaitement explicites et de liens faciles à identifier entre les propositions et les schémas.

Chaque module est clôturé par les corrections des réponses aux questionnaires. Celles-ci sont commentées par le formateur qui effectue une synthèse en s'appuyant sur les réflexions et réactions des participants, avant la remise d'un dossier papier illustrant le module.

Les détails des règles de notations des différentes questions des modules sont présentés dans les **annexes 6 et 7**.

4.3 Méthodologie générale de l'étude et de l'évaluation des résultats

Conformément aux objectifs, l'étude comprend deux parties méthodologiquement distinctes (34).

La première, classique, repose sur une **analyse quantitative** des **caractéristiques générales du programme,** comprenant le nombre de participants et le **suivi médico-éducatif individuel**, confrontées aux caractéristiques des patients et aux ressources humaines et matérielles mobilisées. Cette partie a pour objectif d'évaluer la faisabilité du programme par comparaison aux données générales d'activité du centre, ainsi que le respect des objectifs de recrutement et de suivi médico-éducatif dans le cadre d'un programme d'éducation structurée, et ce afin de mieux organiser le fonctionnement et les activités du centre dans le cadre de la continuité des soins.

La deuxième partie repose sur une **analyse qualitative** basée sur chaque domaine d'application de l'éducation thérapeutique (suivi individuel et éducation de groupe) tels que présentés précédemment :

1) des résultats immédiats de l'activité d'**éducation thérapeutique de groupe**, en termes d'atteinte des objectifs fixés au moyen des grilles d'évaluation séances (évaluation collective) et d'acquisitions individuelles immédiates pour les participants au moyen des questionnaires individuels (évaluation individuelle).

2) de l'efficacité thérapeutique en terme de suivi et d'évolution du VEMS sur la base de 149 patients ayant participé à l'éducation thérapeutique de groupe (2 patients ayant été exclus par absence de données de suivi) en comparaison à un groupe de patients appariés sur l'age, le sexe, l'origine géographique et le niveau de sévérité de l'asthme. Ces patients ont été sélectionnés rétrospectivement au sein de la base de données générale des patients asthmatiques suivis au centre d'asthmologie depuis juillet 2001.

Ont été comparés entre ces deux groupes
➢ La qualité du suivi en terme de durée du suivi quand au nombre et à la moyenne mensuelle de consultations, de séances d'éducation individuelle minimale, d'éducation aux techniques médicamenteuses et d'éducation au DEP (réalisation et interprétation).
➢ L'évolution du VEMS basé sur le premier VEMS obtenu à la prise en charge initiale (VEMS de base), le plus haut VEMS obtenu au cours du suivi (VEMS maximum) et le dernier VEMS réalisé au centre d'asthmologie, ainsi que les différences entre le dernier VEMS et le VEMS de base et entre le VEMS maximal et le VEMS de base.

Les moyens limités du centre n'ont pas permis d'accéder à d'autres données exploitables concernant d'autres critères d'efficacité, tels le nombre de consultations non programmées, le nombre d'hospitalisations, un score de dyspnée ou de consommation médicamenteuse, ou mieux, une évaluation de la qualité de vie.

Par ailleurs, ont été comparés, sur la base de ces mêmes critères, deux groupes de patients ayant participé à l'éducation de groupe et sélectionnés en fonction de la note finale globale obtenue par addition de la note finale de chacun des modules (inférieure versus supérieure ou égale à 15).

Cette partie a pour objectif d'évaluer la bonne adéquation des modules éducatifs aux besoins des malades afin de faire évoluer le programme pour en améliorer l'efficacité : recrutement des patients, objectifs pédagogiques, choix méthodologiques, qualité des outils, qualité de l'évaluation...

Analyse des résultats, statistiques

Les résultats ont été exprimés en valeur absolue et en pourcentage ainsi qu'en termes de moyenne suivie de l'écart type et des valeurs extrêmes portées entre parenthèses.

Le traitement et l'analyse des données ont été réalisés au moyen du logiciel SAS (SAS institute, Cary NC, USA-27513). Les tests de student et d'analyse de variance (ANOVA) ont été utilisés pour les comparaisons, le test de Pearson pour les corrélations, et le test exact de Fisher ou le chi-2 pour comparer les variables qualitatives entre 2 groupes. Dans chaque cas, le seuil de significativité alpha de 5% (risque d'accepter une différence qui n'existe pas) en test bilatéral a été retenu.

5 RÉSULTATS

5.1 Caractéristiques des malades

151 asthmatiques, n'ayant jamais bénéficié d'une éducation thérapeutique avant leur prise en charge au centre d'asthmologie, ont été inclus dans l'étude. La population était constituée de 104 femmes (68,9%) et de 47 hommes (30,1%). L'âge moyen était de 40,8 ± 15,1 ans (11-72 ans). Les femmes étaient en moyenne un peu moins âgées que les hommes (39,4 ans versus 43,9 ans) mais la différence d'âge n'était pas statistiquement significative (t=1,69 ; p = 0,093 ; NS).

La majorité des malades soit 133 (88,2%) venait de Tahiti, 10 (6,6%) de la presqu'île de Tahiti, 3 (2%) des Iles Sous Le Vent, 3 (2%) des Tuamotu, 1 (0,6%) de Moorea et 1 (0,6%) des Marquises. Le recrutement venait pour 55 malades de la consultation du Dr Parrat, antérieure à l'ouverture du centre, et 96 étaient adressés pour la première fois au centre d'asthmologie. Parmi ces 96 consultants, 31 (32,3%) s'étaient présentés spontanément, 30 (31,2%) étaient adressés par l'hôpital (dont 8 par les urgences et 11 par l'unité de pneumologie), 20 (20,8%) par la médecine libérale et 15 (15,6%) par les services de la direction de la santé (hôpitaux périphériques, service d'hygiène scolaire, dispensaires et infirmeries).

57 malades (37,7%) présentaient une intoxication tabagique dont 16 un tabagisme actif et 41 un tabagisme sevré. 14 (9,3%) présentaient une dilatation des bronches associée à l'asthme et 10 (6,6%) une broncho-pneumopathie chronique obstructive post tabagique. 60 (39,7%) avaient des antécédents familiaux d'asthme chez leurs parents. La très grande majorité des malades, soit 142 (94%), présentait un asthme sévère palier 4 dans le consensus de l'OMS et 8 (5,3%) un asthme modéré palier 3.et 1 un asthme palier 2. 14O (92,7%) étaient pris en charge en longue maladie au titre de l'asthme. Le VEMS moyen à l'arrivée au centre d'asthmologie était à 49,11 ± 14,2 % de la théorique (16,5-97,7). 151 soit 100% des malades bénéficiaient d'un corticoïde inhalé en traitement de fond et 149 (98,7%) d'un β2-mimétique inhalé à longue durée d'action. De plus, 150 (99,3%) utilisaient un système d'inhalation autre qu'un aérosol doseur

avec chambre d'inhalation dans le cadre de leur traitement de fond quotidien.

La durée moyenne de suivi au centre d'asthmologie des malades inclus dans le programme d'éducation thérapeutique de groupe était de 14,1 ± 7,5 mois (0-24) sur une période totale de 24 mois, avec une moyenne de 8,1 ± 3,6 (1-19) consultations par malades.

5.2 Résultats généraux du programme

Parmi les 151 patients inclus dans l'étude, les résultats concernant l'éducation individuelle minimale, l'éducation aux techniques d'utilisation des systèmes médicamenteux inhalés, le suivi de la courbe de DEP et du plan d'action, ainsi que la réalisation d'un diagnostic éducatif, étaient les suivants :

Toutes consultations	Nombre de malades	Nombre moyen de séances par malade*	Indice de nombre de séances par consultation*
Education minimale individuelle	143 (94,7%)	3,23 (1-14)	0,41 ± 0,2 (0,1-1)
Techniques médicaments inhalés	125 (82,8%)	1,75 (1-5)	0,25 ± 0,15 (0,05-1)
Courbe de DEP	117 (77,5%)	4 (1-13)	0,46 ± 0,21 (0,07-1)
Plan d'action	72 (47,7%)	2,38 (1-7)	0,25 ± 0,15 (0,06-1)
Diagnostic éducatif	17 (11,3%)	/	/

pour les malades qui ont bénéficié de l'activité

En ce qui concernait l'activité de l'infirmière du centre d'asthmologie, elle avait vu seule puis avec le médecin 148 des 151 malades pour un total de 694 consultations, soit une moyenne de 4,69 consultations par malade, avec les résultats suivants concernant les activités d'éducation :

Infirmière	Nombre de malades	Nombre moyen de séances par malade *	Indice de nombre de séances par consultation *
Education minimale individuelle	141 (95,3%)	2,98 (1-14)	0,62 ± 0,23 (0,16-1)
Techniques médicaments inhalés	120 (81,1%)	1,63 (1-5)	0,39 ± 0,23 (0,09-1)
Courbe de DEP	111 (75%)	2,78 (1-12)	0,52 ± 0,2 (0,16-1)
Plan d'action	59 (39,9%)	1,56 (1-5)	0,27 ± 0,16 (0,09-1)

* *pour les malades qui ont bénéficié de l'activité*

En ce qui concernait l'activité du médecin du centre d'asthmologie, il avait vu seul 138 des 151 malades pour un total de 495 consultations, soit une moyenne de 3,59 consultations par malade, avec les résultats suivants concernant les activités d'éducation :

Médecin	Nombre de malades	Nombre moyen de séances par malade *	Indice de nombre de séances par consultation *
Education minimale individuelle	31 (22,5%)	1,09 (1-2)	0,41 ± 0,3 (0,09-1)
Techniques médicaments inhalés	22 (15,9%)	1 (1-1)	0,38 ± 0,26 (0,09-1)
Courbe de DEP	75 (54,3%)	2,04 (1-7)	0,56 ± 0,25 (0,13-1)
Plan d'action	49 (35,5%)	1,76 (1-11)	0,44 ± 0,22 (0,1-1)

* *pour les malades qui ont bénéficié de l'activité*

5.3 Résultats des modules d'éducation de groupe

5.3.1 Accès aux modules

Module 1

170 propositions de participation au module d'éducation de groupe numéro 1 ont été faites à 165 malades. 146 (88,48%) sont venus à la première proposition, et 5 (3,04%) sont venus à la deuxième. 14 (8,48%) ne sont pas venus. Au total 151 malades sur 165 (**91,52%**) ont participé au module 1.

Module 2

87 propositions de participation au module d'éducation de groupe numéro 2 ont été faites à 87 malades ayant participé au module 1, 66 sont venus et 21 ne sont pas venus. Au total 66 sur 87 (**75,86%**) ont participé au module 2.

5.3.2 Atteinte des objectifs séance

Les résultats ont été analysés en fonction des différents objectifs. Le % total des objectifs atteints a été décliné en fonction de la part attribuée aux patients et au formateur :

Module 1

	% Objectifs atteints	Patients	Formateur	Groupe* Objectif/Patients		Général* Obj/Pat
Les bronches	88,49	88,2	11,8	Eléments de physiopathologie	78,47	58,98
Broncho-constriction	76,74	83,7	16,3			
Inflammation bronchique	75,35	81,4	18,6			
Inflammation et broncho-constriction	77,78	63,3	36,7		74,6	
Risque à long terme de l'inflammation	75,69	65	35			
Traitement de la crise	87,04	63,1	36,9	Classes de médicaments	69,31	58,8
Traitement de l'inflammation	86,90	55,1	44,9		44,9	
Traitement pour soulager/contrôler	40,63	22,3	77,7			
Technique du spray	69,72	51,7	48,3	Techniques d'inhalation	58,98	
Technique chambre d'inhalation	71,91	56,6	43,4		45,5	
Technique systèmes médicamenteux	38,64	30,8	69,2			

le % des objectifs atteints (en gras) précède la part obtenue par les patients.

Module 2

% Objectifs atteints	Patients	Formateur	Groupe* Objectif/Patients		Général * Obj/Pat
Les signes qui annoncent la crise 95,45	69,32	30,68	Les symptômes de l'asthme	84,34	
Les signes pendant la crise 77,27	46,02	53,98		53,09	
Les signes de fin de crise 80,30	43,94	56,06			
La durée des symptômes 84,85	28,79	71,21	Durée des symptômes, signification, traitement		
La crise d'asthme aiguë 85,61	43,18	56,82		78,80	
L'attaque d'asthme 81,82	31,82	68,18		20,71	
L'asthme chronique 62,94	18,18	81,82			
Signes de gravité et leur signification 69,95	16,41	83,59	Signes de gravité	71,57	77,64
Traitement de la crise / sévérité 73,18	25,00	75,00		30,49	48,34
La mesure du DEP 71,59	69,32	30,68	Le DEP et la courbe de DEP		
La réalisation de la courbe de DEP 80,68	72,08	27,92		72,48	
L'interprétation de la courbe de DEP 65,15	43,94	56,06		61,78	
L'ordonnance 80,99	75,62	24,38		80,99	
				75,62	

*le % des objectifs atteints (en gras) précède la part obtenue par les patients.

5.3.3 Évaluation individuelle des participants

5.3.3.1 Résultats généraux des questionnaires

Les résultats de la note initiale moyenne et de la variation moyenne de note, par sexe et par groupes d'âges étaient les suivants :

Module 1	Général (sur 10 pts)	Hommes	Femmes	Moins de 30 ans	30 à 49 ans	50 ans et plus
Note initiale	5 ± 2,14 (0 ; 10)	4,56 ± 2,2 (0 ; 8)	5,21 ± 2,1 (0 ; 10)	5,57 ± 2,27 (0 ; 9)	5,11 ± 1,78 (1 ; 9)	4,34 ± 2,44 (0 ; 10)
Variation	1,76 ± 1,99 (-3 ; +8)	1,75 ± 2,17 (-2 ; +6)	1,76 ± 1,91 (-3 ; +8)	2,17 ± 2,22 (-1 ; +8)	1,67 ± 1,99 (-3 ; +8)	1,98 ± 1,97 (-2 ; +6)

Module 2	Général (-6 à +10)	Hommes	Femmes	Moins de 30 ans	30 à 49 ans	50 ans et plus
Note Initiale	5,05 ± 2,40 (-3 ; +10)	3,57 ± 2,70 (-3 ; +8)	5,5 ± 2,11 (-1 ; +10)	5,33 ± 2,28 (+1,5 ; +8)	4,81 ± 2,76 (-3 ; +8,5)	5,21 ± 2,02 (+1,5 ; +10)
Variation	2,60 ± 2,38 (-2 ; +7,5)	3,73 ± 2,17 (0 ; +7,5)	2,26 ± 2,25 (-2 ; +7,5)	3,33 ± 2,57 (-1 ; +6,5)	2,71 ± 2,28 (-2 ; +7,5)	2,10 ± 2,37 (-1,5 ; +7,5)

Somme module 1 et 2	Général (-6 à +10)	Hommes	Femmes	Moins de 30 ans	30 à 49 ans	50 ans et plus
Note finale	14,6 ± 3,7 (-1 ; +20)	13,8 ± 3,8 (+6 ; 19)	14,8 ± 3,7 (-1 ; +20)	16,3 ± 2,9 (+10,5 ;+20)	13,9 ± 4,5 (-1 ; +20)	14,5 ± 2,7 (+9 ; +19)

5.3.3.2 Résultats par questions

Les détails des résultats de la note initiale et de la note finale moyenne, ainsi que la moyenne de variation aux différentes questions des modules étaient les suivants :

Module 1	Q1 (1pt)	Q2 (2pts)	Q3 (2pts)	Q4 (2pts)	Q5 (2pts)	Q6 (1pt)
Note initiale	0,35 ± 0,49	0,89 ± 0,9	1,26 ± 0,71	0,71 ± 0,67	1,11 ± 0,92	0,71 ± 0,5
Note finale	0,65 ± 0,51	1,39 ± 0,88	1,42 ± 0,67	0,84 ± 0,72	1,62 ± 0,74	0,7 ± 0,47
Variation	0,32 ± 0,55	0,53 ± 1,16	0,17 ± 0,67	0,14 ± 0,71	0,54 ± 1,01	-0,01 ± 0,56

Module 2	Q1 (-2 à +2)	Q2 (-2 à +2)	Q3 (-2 à +2)	Q4 (2pts)	Q5 (2pts)
Note initiale	1,25 ± 0,96	0,86 ± 0,87	0,77 ± 0,99	0,62 ± 0,65	1,48 ± 0,71
Note finale	1,75 ± 0,62	1,59 ± 0,73	1,30 ± 0,92	1,23 ± 0,82	1,70 ± 0,62
Variation	0,5 ± 1,04	0,73 ± 0,91	0,53 ± 1,15	0,62 ± 0,92	0,22 ± 0,64

5.3.3.3 Analyse comparative des résultats des questionnaires du module 1

Note initiale

Il n'était pas retrouvé de différence significative de note initiale entre les femmes et les hommes (5,21 versus 4,56 ; p=0,4 student). Par contre, plus la classe d'âge augmentait (moins de 30 ans / 30 à 49 ans / 50 ans et plus) moins la note initiale était élevée (5,57 / 5,11 / 4,34 ; p=0,017 ANOVA), et ce indépendamment du sexe.

Évolution de la note

La note finale était significativement plus élevée que la note initiale (5 versus 6,75 ; p < 0,0001 student), et on ne note pas de différences significatives entre sexe (1,75 versus 1,76 ; p= 0,11 student) ou entre classes d'âges (2,17 / 1,67 / 1,98 ; p=0,98 ANOVA).

5.3.3.4 Analyse comparative des résultats des questionnaires du module 2

Note initiale

On retrouvait une différence significative de note initiale entre les femmes et les hommes en faveur des femmes (5,5 versus 3,57, p=0,003 student), mais pas de différences significatives entre classes d'âge (5,33 / 4,81 / 5,21 ; p=0,4 ANOVA).

Évolution de la note

La note finale était significativement plus élevée que la note initiale (5,05 versus 7,65 ; p < 0,0001 student), avec une différence significative entre homme et femmes (3,73 versus 2,25 ; p=0,03 student) mais pas entre classes d'âge (3,33 / 2,71 / 2,10 ; p=0,07).

5.3.3.5 Analyse comparative des résultats cumulés de la note finale du module 1 et 2

On ne retrouvait pas de différences significatives concernant la note finale sommée sur les 2 modules entre sexes (13,8 versus 14,8 ; p=0,26 student) ni entre classes d'âge (16,3 / 13,9 / 14,5 ; p=0,15 ANOVA).

5.3.3.6 Analyse de la corrélation entre module 1 et 2

On notait une corrélation significative entre les notes obtenues au module 1 et celles obtenues au module 2, tant au niveau de la note initiale (r=0,34 ; p=0,008 Pearson), que de la note finale (r=0,47 ; p=0,0001 Pearson), et donc logiquement une absence de corrélation concernant l'évolution de la note (r=0,03 ; p=0,85) (**Annexe 10**)

5.4 Analyse comparative éducation de groupe versus témoin

5.4.1 Données qualitatives

Données qualitatives	N			%		
	patients suivis	témoins appariés	Total	patients suivis	témoins appariés	Total
Total	149	149	298	100.0	100.0	100.0
10-29 ans	42	42	84	28.1	28.2	28.2
30-49 ans	69	74	143	46.3	49.7	48.0
50 ans et +	38	33	71	25.5	22.1	23.8
M	47	47	94	31.5	31.5	31.5
F	102	102	204	68,5	68.5	68.5
1a. Tahiti	131	119	250	87.9	79.9	83.9
1b. Presqu'île	10	14	24	6.7	9.4	8.1
1c. Moorea	1	10	11	0.7	6.7	3.7
2a. ISLV	2	3	5	1.3	2.0	1.7
2b. Marquises	1	1	2	0.7	0.7	0.7
2c. Australes	1	1	2	0.7	0.7	0.7
2d. Tuamotu	3	1	4	2.0	0.7	1.3
palier 2	1	1	2	0.7	0.7	0.7
Palier 3	8	8	16	5.4	5.4	5.4
Palier 4	140	140	280	94.0	94.0	94.0
ALD	138	110	248	92,6	73,8	83,2
Pas en ALD	11	39	50	7,4	26,2	16,8
Pas d'éducation de groupe		149	149		100.0	50.0
Participants au module 1	84		84	56.4		28.2
Participants au module 2	65		65	43.6		21.8

5.4.2 Données quantitatives

Données quantitatives	Moyenne			médiane			Écart-type		
	patients suivis	témoins appariés	Total	patients suivis	témoins appariés	Total	patients suivis	témoins appariés	Total
durée de suivi (mois)	14.4	4.6	9.5	17.0	0.0	8.0	7.4	7.0	8.7
Nb consultations	8.0	5.4	6.7	8.0	5.0	6.0	3.7	2.9	3.6
Moyenne mensuelle de consultations	0.7	0.6	0.7	0.5	0.4	0.5	0.5	0.5	0.5
Nb séances: éduc. individuelle	3.0	1.9	2.4	2.0	1.0	2.0	2.4	1.8	2.2
Nb séances: technique d'inhalation	1.4	1.2	1.3	1.0	1.0	1.0	1.1	1.1	1.1
Nb séances: mesure du débit de pointe	3.1	1.0	2.1	3.0	0.0	1.0	2.8	1.8	2.6
Nb moyens. éduc. indiv.	0.4	0.3	0.4	0.4	0.3	0.3	0.2	0.3	0.2
Nb moyens. techn. inh.	0.2	0.2	0.2	0.2	0.2	0.2	0.2	0.2	0.2
Nb moyen s. mes. DEP	0.3	0.1	0.2	0.3	0.0	0.2	0.3	0.2	0.3
1er VEMS mesuré	49.4	48.3	48.8	48.3	46.9	47.8	14.3	13.4	13.9
dernier VEMS mesuré	70.8	68.3	69.6	71.4	67.9	69.4	18.2	19.8	19.0
VEMS le + bas	47.8	47.1	47.5	47.2	46.5	47.0	14.0	13.5	13.7
VEMS le+ haut	76.4	72.6	74.5	74.7	72.6	73.8	18.6	19.3	19.0
Delta VEMS: max/base	63.3	56.4	59.9	56.1	51.8	54.1	50.6	44.8	47.9
Delta VEMS: dernier/base	50.6	46.4	48.5	45.2	35.9	43.1	46.2	43.7	44.9

5.4.3 Comparabilité des groupes

Comparabilité entre groupe suivi et groupe témoin	Test du CHI -2		Test de Fisher
	CHI-2	probabilité	
Âge	0,74	0,86	*
Sexe	0	1	1
Origine géographique	0,80	0,78	1
Sévérité	0	1	*
Longue maladie	18,84	<0,0001	<0,0001

*test exact de Fisher non réalisable car effectif<5 dans un des sous-groupes comparés

5.4.4 Analyse comparative en terme de suivi et d'évolution du VEMS

	Test de Student
Durée de suivi	$p < 0,0001$
Nombre de consultations	$p < 0,0001$
Moyenne de consultations	$p = 0,28$
Nombre de séances d'éducation individuelle minimale	$p < 0,0001$
Nombre moyen de séances d'éducation individuelle minimale	$p = 0,16$
Nombre de séances d'éducation aux techniques d'inhalation	$p = 0,09$
Nombre moyen de séances d'éducation aux techniques d'inhalation	$p = 0,12$
Nombre de séances d'éducation au DEP	$p < 0,0001$
Nombre moyen de séances d'éducation au DEP	$p < 0,0001$
VEMS de base	$p = 0,51$
Dernier VEMS	$p = 0,25$
VEMS minimal	$p = 0,64$
VEMS maximal	$p = 0,09$
VEMS maximal / VEMS de base	$p = 0,21$
Dernier VEMS base / VEMS de base	$p = 0,43$

5.5 Analyse comparative en fonction de la note finale cumulée sur les 2 modules

	Test de Student (p)
Durée de suivi	p = 0,78
Nombre de consultations	p = 0,15
Moyenne de consultations	p = 0,43
Nombre de séances d'éducation individuelle minimale	p = 0,09
Nombre moyen de séances d'éducation individuelle minimale	p = 0,07
Nombre de séances d'éducation aux techniques d'inhalation	p = 0,001
Nombre moyen de séances d'éducation aux techniques d'inhalation	p = 0,01
Nombre de séances d'éducation au DEP	p = 0,43
Nombre moyen de séances d'éducation au DEP	p = 0,92
VEMS de base	p = 0,52
Dernier VEMS	p = 0,001
VEMS minimal	p = 0,25
VEMS maximal	p = 0,002
VEMS maximal / VEMS de base	p = 0,09
Dernier VEMS base / VEMS de base	p = 0,03

6 ANALYSE ET DISCUSSION

Les premières études épidémiologiques sur l'asthme ont été réalisées en Polynésie française il y a maintenant près de 25 ans. La fréquence de l'affection et l'augmentation de sa prévalence sont maintenant clairement établies. Les chiffres sont proches de ceux des pays d'Europe de l'ouest à niveaux de vie et de développement industriel pourtant différents. Comme partout, les interrogations sont portées sur le thème génétique et environnement. Le constat est établi sur une prévalence majeure du terrain atopique, 68% des adolescents présentant des tests cutanés positifs, dans un environnement allergénique très riche en acariens et en blattes (23, 24, 36, 37, 39, 45).

A partir d'un tel potentiel, l'augmentation de la prévalence pouvait être attendue. Les projections épidémiologiques futures n'en sont que plus inquiétantes, dès lors que l'on assiste à une occidentalisation rapide et générale du mode de vie en rupture avec des traditions considérées protectrices comme l'allaitement maternel et le régime riche en poisson (51)

Les objectifs de contrôle sanitaire de l'affection seront d'autant plus difficiles à atteindre que tous les indicateurs sont en faveur d'une sévérité particulière : fréquence des visites d'urgence et des hospitalisations, mortalité élevée et nombre important de sujets pris en charge en longue maladie.

Toutes les données disponibles sur l'asthme attestent donc d'une affection fréquente et d'une proportion élevée de formes sévères qui conduisent à des dépenses de santé directes et indirectes considérables en regard de ressources de santé naturellement limitées en Polynésie française. Cette pathologie justifie donc d'une attention particulière tournée vers la recherche de nouveaux modes de prise en charge qui prennent en considération l'étendue du territoire et sa faible densité médicale.

La création d'un centre d'asthmologie à Papeete a été fondée sur ces observations. Sa priorité de prise en charge des affections modérées à sévères, justifiant d'un suivi spécialisé, a été établie sur les estimations du nombre potentiel de malades concernés rapporté aux moyens humains mobilisés. A ce titre, l'analyse des différentes sources de données conduit à des chiffres cohérents. Dans l'enquête ISAAC Polynésie, on peut admettre, conformément aux données de cohortes, que la fourchette de 10 à 20% d'adolescents asthmatiques signifie quasiment autant d'adultes asthmatiques (9, 29, 30, 43, 46, 47). Ceci, rapporté à une population de 250 000 habitants dont 50% ont moins de 20 ans, et si l'on tient compte des proportions communément admises de 80% d'asthmes légers pour 20% de modérés à sévères (33) qui semblent confirmées sur une large prospective menée aux Marquises, amène à une estimation de 2500 à 5000 adultes asthmatiques à prendre en charge. Parallèlement, les données de la longue maladie, certes moins exhaustives car issues de chiffres datant de 2001, conduisent, sur les bases de 650 asthmatiques pris en charge et de l'asthme sévère représentant 5% des malades, à une estimation d'un minimum de 2600 asthmatiques justifiant d'ores et déjà une prise en charge au centre d'asthmologie. A ce jour, les bilans d'activité de l'unité n'ont fait que confirmer les estimations initiales. Avec un chiffre de 2500 consultations par an pour près de 900 asthmatiques dont près de 75% porteurs d'un asthme modéré à sévère la première année, cela nous amène actuellement à trois ans d'exercice, à plus de 1500 asthmatiques suivis au centre (données internes du centre d'asthmologie).

Ces données justifient pleinement la création du centre en milieu hospitalier, meilleur lieu de recrutement des affections sévères (17). Leur volume pourrait paraître disproportionné par rapport aux possibilités d'une équipe constituée d'un médecin et d'une infirmière. Il n'est cependant que le reflet de la demande de soins en asthmologie et de la notoriété qu'a réussi à acquérir le centre. Cette notoriété trouve son expression dans un recrutement direct à hauteur de 62% avec des patients se présentant spontanément à la première consultation dans près de 40% des cas (données internes du centre d'asthmologie). Le volume d'activité est en fait justifié par l'impossibilité pour le centre de limiter son recrutement. En tant que structure de référence territoriale de prise en charge de l'asthme, il se doit en effet d'accueillir tous les asthmatiques demandeurs. Ce n'est qu'au terme d'un bilan initial qu'il peut travailler en parfaite collaboration avec l'ensemble des acteurs de santé du territoire. L'équipe oeuvre dans ce sens depuis la conception du centre, consciente de l'impossibilité de gérer autant d'asthmatiques avec si peu de moyens. La voie passe par une organisation rigoureuse des activités, le partenariat avec la cellule d'asthmologie enfant du Service d'Hygiène Scolaire, partenariat d'ailleurs antérieur à l'ouverture du centre, et surtout la mise en place d'un réseau de soins à l'échelle du pays qui permettra une prise en charge de proximité pour tous les patients (21). Ainsi aujourd'hui, et bien qu'elle ne soit pas encore formalisée, la Polynésie dispose bel et bien, entre le centre d'asthmologie hospitalier et la cellule d'asthmologie du Service d'Hygiène Scolaire, d'une véritable équipe opérationnelle spécialisée qui couvre toutes les activités d'asthmologie de l'enfance à l'âge adulte, ayant même inscrit la prévention dans ses missions dans un cadre fédérateur impliquant les secteurs sanitaires, sociaux, éducatif et sportifs.

Au-delà de la dynamique « quantitative » indispensable à la mise en place d'un tel projet, c'est bel et bien une logique qualitative qui est recherchée en permanence. C'est par l'évaluation permanente des activités et une meilleure organisation passant par le respect strict des priorités que la mission essentielle de suivi des asthmes modérés à sévères peut être assurée. A ce niveau, l'orientation vers un processus de qualité des soins en asthmologie ne peut être que synonyme d'éducation thérapeutique du patient (33).

La mise en place de la démarche éducative n'a cependant pas été facile et ce pour 2 raisons essentielles.

Premièrement, la communauté médicale hospitalière n'y était pas préparée, ni en terme d'activité, car plus orientée vers la technologie, ni en terme de partenariat médical/paramédical impliquant le transfert de compétences et la responsabilisation paramédicale dans la démarche de soins. Pourtant l'efficacité des infirmières dans la prise en charge de l'asthme paraît évidente, au travers des multiples travaux publiés. L'expérience du centre en est d'ailleurs un parfait exemple, et force est de constater que l'éducation thérapeutique y joue un grand rôle (25).

Deuxièmement, elle nécessitait l'apprentissage et l'intégration dans la démarche de soins d'un domaine nouveau pour l'équipe, celui de la pédagogie, impliquant un nouveau mode de relation avec le patient, une autre dimension de soins. Les difficultés à la mise en place pratique d'un programme d'éducation thérapeutique ont donc été très importantes, d'autant plus que les puissantes particularités culturelles polynésiennes devaient absolument être intégrées (33).

Il a donc été nécessaire, comme pour toutes les équipes qui se sont lancées dans cette démarche, de construire un programme propre au centre, en tenant compte bien sûr des expériences et des grands principes rapportés dans la littérature, mais malheureusement sans réel support extérieur du fait de l'éloignement. Ce programme n'est d'ailleurs toujours pas finalisé à ce jour de part l'extraordinaire complexité de mise en œuvre de l'éducation thérapeutique pour une équipe qui n'a pas les moyens de s'y investir autant que nécessaire. La démarche se devait d'être progressive, parfaitement intégrée à la continuité des soins et être optimisée par une activité de groupe qui permette de rationaliser les activités en touchant plus de patients à la fois. Partant de ces principes, l'analyse de l'activité et du fonctionnement du centre, la concertation entre professionnels de l'équipe élargie à l'apport des personnels de la cellule d'asthmologie de l'Hygiène Scolaire ainsi que les discussions avec les malades ont permis de mieux cerner les possibilités. Contrairement à ce que la logique soignante polynésienne avait tendance à affirmer, ces possibilités ce sont révélées à la fois très importantes et surtout parfaitement cohérentes avec les principes énoncés, tant sur le plan médico-scientifique qu'en ce qui concerne les besoins de santé exprimés par les malades. Sur le plan médico-scientifique, car il est démontré que l'éducation thérapeutique structurée intégrée au processus de soins est plus efficace que la simple information (13). En ce qui concerne les besoins de santé des malades, car l'engouement et le soutien ont été immédiats, favorisés par : la grande confiance envers les personnels soignants, l'avidité de savoir face à un immense déficit de connaissances, le besoin de s'exprimer, d'être écouté et la tradition polynésienne de l'expression orale de groupe. C'est cette conjoncture favorable qui a permis de mettre en place ce programme.

Sur le plan méthodologique, l'étude qui est présentée n'est pas randomisée et les outils pédagogiques et d'évaluation ont été définis à priori. Il s'agit donc simplement d'une étude préliminaire qui vise à vérifier la cohérence des choix et de leur mise en œuvre par rapport aux besoins et aux moyens, ainsi qu'à évaluer à travers la qualité du suivi et l'évolution du VEMS l'efficacité du programme, de façon parcellaire faute d'autres critères d'évaluation analysables. Cette analyse intermédiaire ou d'étape doit avant tout permettre de valoriser les points forts et d'améliorer les points faibles, afin de faire progresser le programme vers sa forme complète. C'est pour cette raison qu'elle repose uniquement sur l'analyse des deux premiers modules d'éducation thérapeutique de groupe. La mise en place du troisième module, le module final, est en effet totalement dépendante de l'analyse qualitative des deux premiers.

Bien entendu, l'analyse de l'efficacité reste l'objectif principal de l'évaluation de tout programme d'éducation thérapeutique. Pour ce faire, le programme doit être parfaitement maîtrisé, dans sa conception et dans son évaluation, et l'analyse ne peut reposer que sur la finalité qu'est l'amélioration objective <u>de la santé</u> des personnes prises en charge. Se lancer dans un tel type d'analyse implique une méthodologie rigoureuse et un investissement humain soutenu, tant le nombre de variables à prendre en compte est important en terme de contrôle de l'asthme (visites non programmées, visites d'urgences, hospitalisations, consommation médicamenteuse, score de dyspnée, paramètres fonctionnels respiratoires tels VEMS et DEP ...) et surtout d'évaluation de la qualité de vie (22). On ne disposait pour cette étude que du VEMS, seule donnée analysée en conséquence. Les visites non programmées, d'urgence, et les hospitalisations n'ont pas été renseignées de façon exhaustive, les scores de dyspnée et de consommation médicamenteuse ne sont pas utilisés au centre, l'évaluation de la qualité de vie vient de se mettre en place. Très peu de travaux de ce type ont donné des résultats positifs à ce jour (13). Les explications résident très certainement dans des problèmes méthodologiques concernant les programmes et leur évaluation. Même les études les plus rigoureuses se sont heurtées à des difficultés concernant la méthode de mesure de la qualité de vie dont on connaît les difficultés (19).

Le travail présenté dans cette thèse était donc très en amont de tels objectifs. Il reste simple, visant à vérifier la faisabilité et à s'assurer de l'adaptation de la méthodologie, des outils et de l'évaluation. La première partie de la démarche est purement quantitative, prenant en compte les caractéristiques des malades, les moyens mobilisés et le respect des objectifs fixés dans le cadre du suivi médico-éducatif individuel. Ce suivi constitue en effet la base nécessaire à l'inclusion dans le programme d'éducation thérapeutique, sujet de la deuxième partie de l'analyse, qualitative quant à elle, et centrée sur la bonne adaptation du programme aux besoins des malades. Cette méthodologie représente l'étape indispensable à une future évaluation qualitative des résultats axée sur l'évolution de la maladie dans une étude randomisée, et non seulement sur l'évolution du VEMS, qui, on le sait par de nombreuses études (13), est notoirement insuffisante.

On peut tout d'abord dire que les priorités de prise en charge ont été parfaitement respectées. Les asthmatiques inclus sont bien porteurs d'un asthme sévère dans près de 97% des cas, très majoritairement en longue maladie (94%) et il s'agit d'adultes avec une moyenne d'âge de 40,8 ans. La prise en charge prioritaire des asthmes sévères était une condition sine qua non à la mise en place opérationnelle du centre, unique structure de référence spécialisée et de dernier recours territorial. Vu la mortalité par asthme trois fois supérieure à celle de la métropole, les asthmatiques sévères, les plus à risque de décès, devaient impérativement être ciblés (1). Très peu d'asthmes légers à modérés ont donc été inclus, mais neuf personnes ont été retenues de part leur motivation et la contribution qu'ils ont apportée à la mise en place du programme. Bien que la moyenne d'âge soit élevée, une prospective a été menée chez les adolescents jusqu'à l'âge de 11 ans. Cette démarche était utile pour essayer de fixer les limites d'âge. Bien que, comme nous le verrons, l'acquisition de connaissances soit bonne dans cette tranche d'âge, l'activité de groupe a été marquée par un défaut de dialogue des participants et une faible interactivité. Un tel type de programme se révèle donc manifestement mal adapté aux besoins des adolescents polynésiens. Cela n'est pas surprenant tant l'adolescence est une période difficile à appréhender du fait de besoins spécifiques tenant compte du mode de vie (3). Il en découle, qu'en plus des programmes adultes (plus de 18 ans) et enfants (moins de 13 ans), l'équipe devra mettre en place un programme spécifique pour les adolescents en collaboration avec les professionnels de ce secteur.

Fidèle aux tendances de recrutement du centre, la population est cependant plus féminine dans l'étude (69%) qu'au centre en général

(59%) et la surreprésentation des malades venant de Tahiti (88%) par rapport aux îles est confirmée mais pas amplifiée (91% au centre). Le mode de recrutement est superposable pour le mode direct (32% dans l'étude contre 35% en général) et médecine libérale (21% contre 20%), mais plus important pour l'hôpital (31% contre 23%) et plus faible pour les services de la Direction de la Santé (15,6% contre 21,8%). Seul l'âge des malades est très différent, puisque la moyenne de recrutement au centre est de 25,2 ans alors qu'il est de 40,8 ans dans l'étude.

Les différences observées entre la population d'asthmatiques consultant au centre d'asthmologie et le sous-groupe étudié trouvent globalement toutes une explication logique. Il est normal que l'âge moyen soit plus élevé car la population sélectionnée est adulte alors qu'au centre 25% des consultants ont moins de 10 ans et 47% moins de 20 ans. Partant du fait qu'il y a plus d'asthmatiques chez les garçons avant la puberté et plus de femmes après (42), il est tout aussi logique que la population soit plus féminine, car sélectionnée sur le critère adulte au sein d'une population générale déjà très féminine. L'âge moyen de 40 ans correspond de plus parfaitement à un pic de prévalence de longue maladie pour les 40-50 ans identifié par la CPS. Il en va de même pour le recrutement plus faible issu de la Direction de la Santé, qui concerne essentiellement des enfants en provenance de l'Hygiène scolaire, et pour l'augmentation parallèle du recrutement en provenance de l'hôpital, simple reflet de malades plus sévères recrutés préférentiellement en hospitalisation et aux urgences (41). Quant aux origines géographiques des malades de l'étude, la petite amélioration de la représentation des îles dénote de la volonté de faire bénéficier tous les malades d'une prise en charge optimale, en particulier ceux dont l'accès aux soins est limité par l'isolement, celle-ci devant être améliorée par les missions dans les îles. Elle démontre aussi les capacités d'organisation de l'équipe en terme de tenue de fichier de consultants et de gestion des rendez-vous, qui permettent d'inclure des malades devant franchir de longues distances pour participer au programme. Il s'agit ici d'une caractérisation du travail de base réalisé au centre et des garanties qu'elle apporte à la mise en place d'un réseau de soins à l'échelle du territoire de part son statut de centre de référence (21).

Au final, on ne peut être que satisfait de l'analyse des caractéristiques des malades inclus dans l'étude. Ainsi, même s'ils ont été sélectionnés, ils sont néanmoins le reflet à peu près correct du recrutement du centre d'asthmologie en termes d'âge, de sexe, d'origine géographique et de mode de recrutement. Ceci tend à démontrer que le biais de sélection n'est probablement pas majeur, d'autant qu'il se trouvait imposé dans le cadre du respect des priorités sur l'essentiel des points questionnables. Au-delà, cette analyse apporte une première réponse aux capacités d'organisation du centre et sur son potentiel à devenir le centre stratégique d'organisation d'un réseau de soins, même avec des moyens limités.

Ces premiers résultats, quoique très encourageants, ne répondent cependant pas aux questions concernant l'éducation thérapeutique, en particulier sa faisabilité en Polynésie. En effet, bien que le centre dispose d'une population ressource très importante, ces personnes accepteraient-elles de participer à un programme d'éducation thérapeutique structuré tel que défini ?

Pour répondre à cette question, on ne dispose pas encore de données générales sur l'activité du centre qui puissent nous renseigner globalement sur l'adhérence au suivi médico-éducatif individuel. De toute façon ce critère est très difficile à aborder, les malades ayant accès à plusieurs sources de soins, en particulier à Tahiti. Ainsi, il est toujours délicat de déterminer le statut d'un malade (traçabilité dans le système de soins : suivi, perdu de vue ...)) vu l'absence de données générales à l'échelle du pays que seul un réseau de soins formalisé pourrait développer dans le cadre d'un recueil informatisé systématique des données(21).

On dispose donc uniquement des données d'accès aux modules d'éducation de groupe. Avec 92% de convocations au module 1 honorées et 76% au module 2, celles-ci sont excellentes, mais d'autant plus questionnables. Elles pourraient en effet être biaisées par un recrutement par coaptation ou dépendant de la seule motivation des personnes sélectionnées. On ne pourra fournir ici de réponses formelles, mais un faisceau d'arguments plaide en faveur de la réelle motivation des Polynésiens pour accéder à ce type de prise en charge. Le meilleur argument tient à la probable faiblesse du biais de sélection rapportée précédemment. Toutes les équipes sont d'autre part confrontées aux mêmes réalités et quelles que puissent être les réalités de motivation et coaptation, qui sont certaines, cela ne peut expliquer de tels résultats sur

170 malades convoqués. Dans notre pratique, il s'agit bien d'un réel engouement des Polynésiens pour ce type d'activité. La très grande majorité a témoigné sa satisfaction, même si cela n'a pas été enregistré sur un support écrit. Les mots qui revenaient étaient : comprendre, se connaître, pouvoir s'exprimer, être entendu, être pris en compte dans la maladie, sortir de l'isolement ... Il est indéniable qu'il aurait fallu développer un questionnaire de satisfaction des patients et qu'il s'agit d'un point faible de l'évaluation de l'étude.

Ce dernier aurait d'ailleurs peut-être été en mesure d'apporter un éclaircissement quant à la baisse de participation au module 2.

Ces bons résultats sont en fait confortés par ceux de l'adhésion au suivi médico-éducatif. Sur une période de 24 mois, la moyenne de suivi médico-éducatif est de 14 mois pour 8 consultations, ce qui indique la régularité du suivi. Cette adhésion tient surtout aux conditions de fonctionnement du centre et l'intégration à la continuité des soins (13). Avant son ouverture, il n'existait aucun secteur dédié à la prise en charge de l'asthme de l'adulte. Les asthmatiques y ont trouvé une équipe et des locaux adaptés à leurs besoins. Ils y ont placé leur confiance qui tient pour beaucoup à l'infirmière qui exerce un véritable rôle d'infirmière clinicienne. Elle assume en effet les soins dans leur globalité, du diagnostic à l'éducation thérapeutique. Ce fonctionnement est illustré dans l'étude puisqu'elle connaît 98% des malades avec une moyenne de consultations par malade supérieure à celle du médecin (4,69 versus 3,59). Cela dénote bien du rôle essentiel que tient l'infirmière dans la prise en charge des asthmatiques sévères. C'est très certainement cette implication dans le processus de soins qui crée les conditions favorables à la réussite du programme. Associé au statut d'unique structure spécialisée du pays qu'est le centre, toutes les conditions ont été réunies pour assurer la faisabilité du programme d'éducation thérapeutique qui ne saurait aujourd'hui être démentie. Il ne s'agit néanmoins pas d'avoir créé une dépendance des malades au centre, mais bien de conforter les acquis et d'offrir le meilleur suivi possible. La charge de travail quantitative ne doit en particulier pas sacrifier à la qualité. C'est un risque lorsque l'on se rend compte que certains malades accèdent à l'éducation de groupe dès leur première consultation et donc sans avoir été intégrés dans le programme de suivi individuel. Il faudra veiller à une éventuelle dérive à ce niveau en sollicitant des moyens humains adaptés aux besoins.

Dès lors que la faisabilité du programme est établi, il reste à s'assurer de sa bonne mise en place et de sa qualité. En ce qui concerne le suivi médico-éducatif, on constate une qualité de travail globalement insuffisante en termes de volume d'activité. Nous ne porterons pas de commentaires sur le diagnostic éducatif, manifestement victime d'un défaut de recueil des données du fait de sa dispersion sur plusieurs consultations. Sa mise en œuvre est quoiqu'il en soit très insuffisante dans cette étude, mais ce défaut a été d'ores et déjà corrigé.

Le défaut de rigueur tient essentiellement à l'activité du médecin qui n'a que très peu recours aux différentes techniques éducatives (éducation minimale 22%, techniques d'inhalation 16%) en dehors du suivi de la courbe de DEP (54%), où il n'est d'ailleurs que le relais du travail mis en place par l'infirmière, et du plan d'action (35%) où il exerce pleinement son rôle de prescripteur. Néanmoins le mode de fonctionnement du centre et les moyens limités n'ont pas laissé le choix. Il ne faut pas voir ici une quelconque ségrégation médicale/paramédicale. Le médecin se doit d'assurer la partie quantitative de l'activité et transférer à l'infirmière la partie qualitative. C'est au niveau de l'activité de l'infirmière que les choses doivent être éclaircies. On constate en effet que la mise en œuvre des objectifs éducatifs n'est pas parfaite. Même si globalement la quasi totalité des malades bénéficie de l'éducation individuelle (95%), l'indice du nombre de séances par consultation est juste suffisant (0,62). Les résultats sont moins bons pour les techniques d'inhalations (81% des malades pour un indice à 0,39), où les séances par malade ne sont pas assez fréquentes, et la courbe de DEP (75% pour un indice à 0,52). Il existe très certainement à ce niveau un défaut d'exhaustivité dans le recueil de données, mais cette explication n'est que partielle. En réalité l'infirmière absorbe aussi une partie quantitative de la charge de travail ce qui nuit à sa mission médico-éducative. En d'autres termes, sa pratique clinicienne empiète sur son rôle d'éducatrice. Il s'agit de l'illustration du manque de moyens humains du centre qui, malgré une organisation optimisée ne peut totalement répondre aux critères de qualité. Il ne sera en aucun cas proposé de remettre en question le statut d'infirmière clinicienne. Il s'agit à notre sens d'un statut incontournable à la réussite du programme tel que nous venons de le démontrer (26), mais l'enjeu consiste à équilibrer cette mission avec celle d'éducation. Par contre, si le centre veut pérenniser le programme, il est indispensable qu'il bénéficie d'un personnel paramédical supplémentaire et qu'il repositionne le travail médical en intégrant les autres pneumologues du service dans son fonctionnement, ce qui n'est pas le cas actuellement. Une attention spéciale doit enfin être portée au plan d'action écrit. On constate en effet que son niveau de mise en œuvre est très inférieur à l'utilisation de la courbe de DEP. Cet élément souligne la difficulté pratique d'atteindre les objectifs d'autogestion par les patients qui restent dans notre expérience encore trop dépendants du système de santé. Il est néanmoins encore trop tôt pour porter un jugement dès lors que l'ensemble du programme d'éducation thérapeutique n'est pas encore en place. Il faudra donc en tenir compte pour la conception du module 3 qui devra être axé sur l'autogestion et le partenariat soignant malade, ce qui devrait être facilité par l'utilisation d'un carnet de surveillance de l'asthmatique qui est en cours de finalisation.

Après l'examen de la partie de suivi individuel, il nous reste maintenant à traiter de la qualité du programme d'éducation de groupe. Il serait trop ambitieux de discuter en détail de la méthodologie, des outils et de l'évaluation. Nous ne discuterons donc que des grandes tendances.

En ce qui concerne les objectifs, les résultats sont différents entre les deux modules. Globalement les objectifs sont mieux atteints dans le module 2 (78%) que dans le module 1 (59%). Le module 1 enregistre par ailleurs un pourcentage en diminution régulière tout au long de la séance de 88% à 39% alors que le module 2 reste plus stable de 95% à 81%. Cette même caractéristique est retrouvée dans la part des objectifs atteints par les patients dans le module 1, alors que dans le module 2, les résultats sont totalement dépendants du thème abordé et reflète des lacunes des patients dans le domaine du symptôme, de son évolutivité dans le temps et des critères de gravité. Le mauvais résultat du module 1 concernant le thème traitement pour soulager/pour contrôler (41%) est lié à un biais dû à une perte d'exhaustivité du recueil de données car l'infirmière est obligée de rester près du tableau. Par contre, en ce qui concerne le dernier thème traitant des techniques des systèmes médicamenteux, le mauvais résultat (39%) est dû à un manque de temps pour finir la séance ainsi qu'à une saturation de la concentration des patients. Pour le module 2, aucun mauvais résultat n'est enregistré concernant l'acquisition globale des objectifs, le pourcentage le plus bas étant à 63% pour l'asthme chronique. Par ailleurs, les observations de séances attestent toutes d'une bonne participation des patients, bien sûr variable en fonction des individus, à l'exception du problème déjà évoqué des adolescents.

Les résultats des questionnaires sont par contre globalement équivalents. Les notes initiales se situent dans la zone moyenne que nous nous sommes fixée (5 sur 10 pour le module 1 et 5,05 sur 10 pour le module 2) avec une évolution de la note plus importante pour le module 2 (1,8 pour le module 1 et 2,6 pour le module 2). Au final, l'amélioration de la note est statistiquement très significative pour les 2 modules.

En ce qui concerne le module 1, bien que les femmes aient une note initiale moyenne plus forte que les hommes, la différence n'est pas statistiquement significative. Par contre, il s'avère que la note initiale diminue régulièrement en fonction du groupe d'âge, les sujets les plus âgés ayant la moins bonne notation initiale.

Pour le module 2, les femmes ont une note initiale significativement plus forte que les hommes, mais avec une différence entre note finale et initiale significativement plus faible. On ne constate pas de différences significatives entre classes d'âge pour ce module.

Pour la somme de la note finale obtenue sur les 2 modules, on ne constate pas de différences significatives, que ce soit en fonction du sexe ou de l'âge.

Si l'on aborde le détail par question, on note que dans le module 1, ce sont les questions numéro 1 et 4 concernant l'anatomie et les corticoïdes inhalés qui posent le plus de difficultés aux participants, suivies de la question 2 qui traite de la physiopathologie au moyen de schémas de bronches. On note cependant un fort gain en fin de séance pour cette dernière question alors que celle sur les corticoïdes inhalés ne s'améliore que très peu. Cela dénote des difficultés d'utilisation des classes thérapeutiques de médicaments anti-asthmatiques (bêtamimétiques, corticoïdes inhalés), les patients préférant utiliser plus simplement les noms commerciaux des spécialités.

Pour le module 2, ce sont les questions 2, 3, et 4 concernant respectivement les signes de gravité de l'asthme, l'attitude décisionnelle en rapport aux symptômes et la projection de l'asthme dans le temps qui posent le plus de problèmes, ce qui correspond, pour les questions 2 et 3, aux difficultés rencontrées en cours de séance à l'acquisition des objectifs par les patients dans ces mêmes domaines, qui devront donc faire l'objet d'une attention toute particulière dans l'avenir. Par ailleurs, la variation de note est sensiblement identique pour les différentes questions, excepté pour la question 5 où le gain est plus faible mais la note initiale plus forte.

A la lumière de ces résultats, il apparaît que le module 1, base de connaissance fondamentale, est un module très médical et très technique. Il est plus difficile à maîtriser pour les patients que le module 2, plus proche de leurs préoccupations quotidiennes puisque traitant essentiellement de leurs symptômes. Les difficultés rencontrées dans le domaine de l'autogestion et de la prise de décision peuvent s'expliquer par une carence dans leur passé éducatif individuel, déjà soulignée plus haut, qui devrait être comblée par la mise en place du module 3. Les difficultés s'avèrent plus marquées dans le module 1 pour les patients plus âgés qui ont tout à la fois des difficultés de maîtrise de la langue française et des termes techniques, peu d'habitude des questionnaires écrits et des défauts de vue et de lecture parfois très handicapants. Inversement, les sujets les plus jeunes obtiennent les meilleurs résultats, et la meilleure progression, même si pour celle-ci la différence n'est pas significative.

Dans le module 2, on constate de meilleurs résultats chez les femmes au questionnaire initial mais une progression plus forte chez les hommes. Cette différence est d'interprétation difficile : peut-être l'impact de la dynamique de groupe est-elle plus forte chez les hommes, qui ont su assimiler à cette occasion plus de connaissances que lors de précédentes séances d'éducation individuelle.

Au final, l'infirmière a souvent des difficultés pour terminer le module 1 alors que la durée du module 2 ne pose pas de problèmes de ce type. La conception du module 1 est donc à revoir, non pas dans ses objectifs ni sa conception générale qui paraissent bien adaptés, mais dans sa durée et dans le mode de sélection des participants. On s'orientera ainsi vers un module à deux niveaux, fonction des caractéristiques socioculturelles et de l'âge. Pour les personnes ayant de bonnes connaissances de base, nous en resterons au module dans sa forme actuelle. Pour les autres, le module sera scindé en deux parties, ce qui permettra de disposer d'une durée beaucoup plus longue pour atteindre les objectifs. A ce titre, l'infirmière du centre est en train de développer un système de classement basé sur le diagnostic éducatif, dans une démarche qui reste subjective pour le moment, associé aux critères objectifs des réponses à un questionnaire qui pourra être renseigné préalablement à la participation au module 1. Le module 2, quant à lui, ne posant pas de problèmes particuliers, ne devra pas être modifié dans ses objectifs et sa conception générale.

Concernant les outils pédagogiques, nous avons en général utilisé des techniques déjà testées. Ils sont tous basés sur un support visuel qui se révèle fort bien adapté à la culture polynésienne imagée et conceptuelle. Les maquettes de bronches ne sont pas parfaites, mais de nouveaux modèles plus réalistes sont en cours de réalisation. On ne peut par contre qu'être satisfait de l'outil illustrant l'évolution de l'asthme dans le temps vu les gains enregistrés dans les notes des questionnaires.

Pour l'évaluation, la grille séance est un support exhaustif à l'enregistrement de la validation des objectifs. Elle se révèle d'autre part très utile au formateur pour assurer le bon déroulement de la séance en jouant le rôle de plan. Il est par contre difficile pour une seule infirmière d'assurer son effectuation, ce qui souligne la nécessité d'un deuxième personnel pour permettre la gestion du programme d'éducation de groupe.

Les questionnaires se révèlent quant à eux parfaitement acceptés par les patients, ce qui au départ n'était pas évident. Ils ne sont pas vécus comme un examen et suscitent beaucoup d'intérêt. Comme nous l'avons déjà signalé, celui du module 1 pourrait être utilisé dans une forme plus élaborée préalablement au module pour permettre de constituer des groupes de niveau. Les difficultés résident souvent dans les problèmes de vue et de lecture pour les personnes âgées. Certains pièges restent parfois ambigus comme par exemple la différence poumons/bronches de la question 1 du module 1, et les liens difficiles à faire entre les schémas et les cases à numéroter, en particulier pour la question 2 du module 1 où il n'y a que deux cases pour trois schémas.

Le système général de notation parait bien adapté, car même si certaines questions sont difficiles, la moyenne générale se situe dans la moyenne et le panel de notes varie du minimum à la note maximale de 10 pour certains patients. Ceci est corroboré par la corrélation significative obtenue en comparant les notes obtenues aux deux modules, que ce soit pour la note initiale ou pour la note finale.

Le système d'évaluation par questionnaire est donc globalement satisfaisant, à la fois dans ses possibilités d'utilisation et dans le niveau de renseignement qu'il génère. De petites améliorations restent à apporter aux questions, mais le niveau général doit rester le même.

Enfin, reste à aborder l'évaluation de l'efficacité du programme.

En premier lieu, pour l'étude cas-témoin, on constate que les groupes sont comparables en terme d'âge, de sexe, de sévérité de la maladie et d'origine géographique, et que les critères d'appariement ont bien été respectés.

La seule différence réellement significative retrouvée entre les deux groupes porte sur la durée de suivi des patients, ce qui pose à la fois un problème d'interprétation et de méthodologie statistique. Concernant l'interprétation, elle peut-être double : on peut supposer, soit que le recrutement des malades inclus dans l'étude s'est fait de façon partiale, en sélectionnant les patients les plus motivés et les plus compliants, ceux suivis depuis le plus longtemps donc les mieux connus, soit que l'éducation de groupe a eu un impact sur la prise de conscience, par les asthmatiques inclus dans le programme, de la nécessité d'un suivi régulier. Il faut reconnaître que la première hypothèse est la plus vraisemblable. Cette ambiguïté résulte des insuffisances méthodologiques de cette étude liés à une absence de randomisation, et au fait que l'appareillage n'a pas permis de constituer un groupe à durée de suivi équivalente. Ce dernier argument pourrait d'ailleurs, à juste titre, servir la thèse d'une sélection préférentielle des patients les plus motivés dans l'éducation de groupe.

Pour le reste, les différences retrouvées en terme de nombre de consultations, de séances d'éducation individuelle minimale, de séances d'éducation au DEP ne sont que la conséquence de celle citée précédemment. Plus intéressante est celle constatée sur la moyenne par consultation de séances d'éducation au DEP, en faveur du groupe suivi. Dans tous les cas elle démontre que les patient participant à l'éducation de groupe ont un bien meilleur suivi de la courbe de DEP.

Concernant l'évolution du VEMS, et ce n'est pas une surprise au vu de précédentes études (13), on ne constate pas de différence significative. Ceci ne doit pas remettre en cause le programme d'éducation de groupe, bien au contraire, et ce pour les raisons déjà citées plus haut. Cela ne fait que souligner l'importance de la prise en compte d'autres critères d'évaluation fiables répertoriés dans le dossier, tels que le nombre d'hospitalisations, de visites non programmées, de consultations aux urgences, ou tels qu'un score de dyspnée ou de prise médicamenteuse, ou mieux d'une évaluation de la qualité de vie (22), qui au vu de cette carence, a été mise en place récemment grâce à un questionnaire.

Enfin, et c'est la bonne surprise de cette étude, en comparant les patients inclus dans les deux modules en fonction leur note globale, il apparaît une différence significative, en faveur de ceux qui ont obtenu une note supérieure ou égale à 15, pour le nombre et la moyenne par consultation de séances d'éducation aux techniques d'inhalation, pour le dernier VEMS et le VEMS maximal, et surtout sur le rapport dernier VEMS / VEMS de base. Ces résultats mettent donc en évidence un gain sur la fonction respiratoire des « bons élèves » par rapport aux autres. Malgré les réserves d'interprétation à porter face à la sélection de deux sous-groupes de faibles tailles, cette donnée conforte néanmoins les arguments en faveur de l'utilité d'un programme d'éducation thérapeutique de groupe.

CONCLUSION

Le programme d'éducation thérapeutique du centre d'asthmologie de Papeete a été défini conformément aux impératifs de fonctionnement et d'organisation, orientés vers la prise en charge d'un nombre important de malades avec des moyens humains limités. Ces contraintes n'ont pas été totalement délétères dans le sens où elles ont imposé des priorités basées sur la sévérité, la continuité des soins, le partenariat soignant malade et l'autogestion. Elles ont ainsi conduit à la mise en place d'un programme structuré et continu incluant une prise en charge médico-éducative individuelle et une activité d'éducation de groupe.

Au terme de cette étude préliminaire il ressort que cette approche correspond à celle préconisée dans la majorité des consensus et qu'elle semble bien correspondre aux besoins des polynésiens. Si la faisabilité d'un tel programme semble donc assurée en ce qui concerne les patients, les résultats démontrent que l'équipe du centre éprouve de grosses difficultés à répondre aux critères de qualité de suivi médico-éducatif, non par défaut de volonté, mais par défaut de moyens humains face à l'importance de la demande de soins. Fort de ce constat, et de la nécessaire exigence de qualité en matière de soins et d'éducation thérapeutique, il convient de trouver les solutions qui permettront de pérenniser le programme et de renforcer sa disponibilité dans le cadre du niveau de référence territorial d'un réseau d'asthmologie. La première repose sur la rationalisation des moyens existants impliquant en particulier la participation des pneumologues au programme et la mutualisation des moyens. Sur ce point, le partenariat avec les personnels de la cellule d'asthmologie du Service d'Hygiène Scolaire devra être formalisé dans le cadre d'une équipe opérationnelle spécialisée et l'engagement vers la passerelle soins- prévention devra être conforté. On peut compter ici sur la motivation de toute l'équipe ainsi que sur l'apport de forces nouvelles, telles une psychologue qui amène d'ores et déjà une autre dimension au programme. Dans tous les cas, vu l'importance de l'asthme en Polynésie, il faudra valoriser et faire reconnaître l'éducation thérapeutique afin que des moyens supplémentaires indispensables soient dégagés. Pour cela, on s'appuiera sur ces résultats mais on devra aussi envisager la réalisation à court terme d'une étude randomisée visant à démontrer l'efficacité médico-économique de ce mode de prise en charge de l'asthme.

Fort heureusement, il semble qu'il n'y ait pas eu de grosses erreurs méthodologiques dans la mise en place du programme, ce qui n'est pas le cas de l'évaluation de son efficacité.

L'étude démontre en effet la bonne adaptation générale des objectifs et des choix méthodologiques, base nécessaire à un travail plus élaboré. Elle nous permet aussi de mieux cerner les points forts à valoriser et les insuffisances à corriger afin de compléter le programme. Parmi les points forts, on peut retenir les objectifs généraux, les méthodes et les outils pédagogiques, même si certains points techniques doivent être améliorés. S'ils semblent globalement bien adaptés aux besoins éducatifs et à la culture polynésienne, c'est que leur élaboration repose sur un travail collégial mené depuis le départ au sein de l'équipe en concertation avec les patients. En ce qui concerne les insuffisances, on note deux points particuliers qui se recoupent en grande partie.

Tout d'abord, le suivi médico-éducatif qui, au-delà du respect des critères de qualité de base (éducation individuelle, technique d'inhalation, courbe de DEP), devra être plus axé sur la gestion individuelle et le diagnostic éducatif. Ce dernier conditionne la redéfinition manifestement nécessaire du premier module d'éducation de groupe, non dans ses objectifs et sa méthodologie générale, mais dans l'adaptation de sa durée aux capacités des patients. Du fait de sa technicité et du caractère fondamental des connaissances qu'il permet d'acquérir, le module doit pouvoir être proposé en deux séances aux patients ayant les capacités d'apprentissage les moins élevées. Ce travail est déjà bien avancé et les résultats de l'étude ne font que conforter les évolutions amorcées. La disponibilité prochaine d'un carnet de suivi de l'asthmatique permettra ainsi de mieux ancrer le programme dans l'autogestion au moyen du plan d'action. Cet outil intégrera d'ailleurs une dimension éducative qui devrait être d'un grand apport pour le bon déroulement du programme où le module 3 sera axé sur l'autogestion de la maladie au moyen d'un jeu de rôles.

L'insuffisance majeure de cette étude concerne en fait l'évaluation de l'efficacité du programme, objectif majeur de tout programme d'éducation thérapeutique, et ce pour plusieurs raisons. La principale est d'ordre méthodologique et explique les autres : le recrutement non randomisé de l'étude. D'où un manque de critères d'évaluation de l'efficacité exploitables et un certain nombre de biais, comme la durée de suivi, qui rend l'interprétation des résultats difficile. Ces insuffisances s'expliquent facilement : manque de temps et de moyens pour réaliser une étude prospective randomisée et mise en place d'une étude préliminaire de faisabilité. Malgré celles-ci, on met en évidence un gain fonctionnel respiratoire pour les patients bénéficiant le plus de l'apprentissage de groupe, ce qui tend à démontrer qu'une bonne connaissance de sa maladie et de son traitement peut entraîner une amélioration objective de la fonction respiratoire. Peu d'études ont pu mettre en évidence de tels résultats, et il convient de rester prudent quant au niveau de preuves qu'ils apportent, et ce pour les raisons citées ci-dessus.

Au total, même si les outils qui ont été développés paraissent efficaces à quelques détails techniques près, ils ne permettent pas de couvrir l'ensemble du champ d'application. La méthode des questionnaires a donc déjà été renforcée avec un objectif de définition de niveaux de connaissances utiles à l'organisation de l'éducation de groupe. Dans tous les cas, la réflexion va être rapidement portée vers la qualité de vie et la satisfaction des patients.

L'éducation thérapeutique est un enjeu majeur de qualité des soins et d'efficacité de prise en charge des patients asthmatiques. La mise en place d'un programme complet s'avère en pratique très difficile tant cette activité novatrice exige de compétences diverses et complexes qui dépassent les soins classiques tels qu'ils nous ont été enseignés : techniques pédagogiques, modélisation des connaissances, évaluation des pratiques ... Pourtant, c'est un domaine qui permet par excellence de mieux comprendre la réalité de la maladie chronique, domaine passionnant dont on ne peut s'écarter dès lors qu'une expérience comme celle-ci s'avère positive. Ainsi cette thèse a atteint ses objectifs puisqu'elle a permis de mieux cerner les impératifs du programme éducatif complet qui pourra dès lors être évalué de façon rigoureuse. Au delà, elle a servi à mieux appréhender le difficile domaine de la production de <u>santé</u> et à engager l'équipe d'asthmologie de Polynésie dans la mise en place d'un vaste programme coordonné de prévention intégré aux soins.

BIBLIOGRAPHIE

1. ADEL N, DUTAU H, GOUITAA M, CHARPIN D.
   Facteurs de risque de l'asthme grave.
   Rev Mal Respir. 1998; 15:683-697.

2. ANAES.
   Éducation thérapeutique du patient asthmatique – adulte et adolescent.
   Rev Mal Respir. 2002; 19:2S4-84.

3. CHOQUETTE F.
   L'adolescent : un enfant ou un adulte ?
   À Pleins Poumons. 2000; 5:4-6.

4. COURTEHEUSE C.
   Responsabilité réciproque : le cas de l'asthme.
   Rev Méd Suisse Romande. 1992; 112:235-238.

5. COUSSON-GELIE F, FOEX C, GIBAUD F, RAHERISON C, TAYTARD A.
   Représentation de l'asthme par le patient : résultats préliminaires d'une étude sémiométrique.
   Rev Mal Respir. 1998; 15:513-517.

6. DEKETELE JM.
   Docimologie : introduction aux concepts et aux pratiques
   Louvain-la-Neuve: Gabey; 1982.

7. DE LANDSHEERE G.
   Dictionnaire de l'évaluation et de la recherche en éducation.
   Paris: PUF; 1992.

8. D'IVERNOIS J, GAGNAYRE R.
   Apprendre à éduquer le patient.
   Paris: Vigot; 1995.

9. FERRANDIZ R, CASAS R, DREBORG S.
Sensitization to Dermatophagoides siboney, Blomia tropicalis, and other domestic mites in asthmatic patients.
Allergy. 1996; 51:501-505.

10. GAGNAYRE R, MAGAR Y, D''IVERNOIS J.
Éduquer le patient asthmatique.
Paris: Vigot; 1998.

11. GARRETT J, FENWICK JM, TAYLOR G, MITCHELL E, REA H.
Peak expiratory flow meters (PEFMs): who uses them and how and does education affect the pattern of utilisation? Aust N Z J Med. 1994; 24:521-529.

12. GIBSON PG, COUGHLAN J, WILSON AJ, et al.
Limited (information only) patient education program for adults with asthma (Cochrane Review).
In: The Cochrane Library, Issue 3. Oxford: Update Software; 2000.

13. GIBSON PG, COUGHLAN J, WILSON AJ, et al.
Selfmanagement education and regular practitioner review for adults with asthma (Cochrane Review).
In: The Cochrane Library, Issue 2. Oxford: Update Software; 2001.

14. GIBSON PG, BOULET LP.
Role of asthma education.
In: Evidence-Based Asthma Management. London: BC Baker; 2001.

15. GUILBERT D, LECLERCQ D.
Qualité des questions et significations des scores avec application aux QCM.
Bruxelles: Labor; 2000.

16. HADJI C.
L'évaluation des actions éducatives.
Paris: PUF; 1992.

17. HARTERT TV, WINDOM HH, PEEBLES RS, FREIDHOFF LR, TOGIAS A.
Inadequate outpatient medical therapy for patients with asthma admitted to two urban hospitals.
Am J Med. 1996; 100:386-394.

18. HAYNES RB, MONTAGUE P, OLIVER T, et al.
Interventions for helping patients to follow prescriptions for medications (Cochrane Review).
In: The Cochrane Library, Issue 4. Oxford: Update Software; 2001.

19. IRVINE SH, WRIGHT DE, RECCHIA GG, DE CARLI G.
Measuring quality of life across cultures: some cautions and prescriptions.
Drug Inf J. 1994; 28:55-62.

20. JAFFUEL D, DEMOLY P, DHIVERT-DONNADIEU H, BOUSQUET J, MICHEL F-B, GODARD Ph.
Epidémiologie et génétique de l'asthme.
Rev Mal Respir. 1996; 13:455-465.

21. KRID O.
L'asthme en Polynésie Française. Intérêt de m'évaluation de la sévérité de la maladie par auto-questionnaire de santé dans le cadre d'un réseau de soins.
Thèse d'exercice: Médecine Générale: Paris Sud 2003.

22. LEROYER CH, LEBRUN TH, LENNE X, CLAVIER J.
L'évaluation de la qualité de vie chez l'asthmatique.
Rev Mal Respir. 1998; 15:129-139.

23. LEVY A.
Sensibilisation aux acariens dont Blomia Tropicalis chez les asthmatiques en Polynésie Française.
Thèse d'exercice : Médecine Générale : Strasbourg 1998 ; n°62.

24. LIARD R, NEUKIRCH F, LEVALLOIS M, LEPROUX P.
Prevalence of asthma among teenagers attending school in Tahiti.
Journal of Epidemiology and Community Health. 1988; 42:149-151.

25. LINDBERG M, AHLNER J, MOLLER M, EKSTROM T.
Asthma nurse practice--a resource-effective approach in asthma management.
Respir Med. 1999; 93:584-588.

26. LINDBERG M, EKSTROM T, MOLLER M, AHLNER J.
Asthma care and factors affecting medication compliance: the patient's point of view.
Int J Qual Health Care. 2001; 13:375-383.

27. MARCHAND C, GAGNAYRE R, D'IVERNOIS JF, IGUENANE J, CHEVROLET D.
Méthodes pédagogiques actives dans la formation des personnels de santé.
Bobigny: SMBH Léonard-de-Vinci; 2000.

28. MARTIN AJ, LANDAU LI, PHELAN PD.
Asthma from childhood at age 21: the patient and his disease.
Br Med J. 1982; 284:380-382.

29. MARTINEZ FD.
Links between pediatric and adult asthma.
J Allergy Clin Immunol. 2001; 107:S449-S455.

30. MARTINEZ FD.
Development of wheezing disorders and asthma in preschool children.
Pediatrics. 2002; 109:362-36.

31. MICHEL F. B, CHANEZ P, GODARD P. H, BOUSQUET J.
L'asthme bronchique, physiopathologie. Conception classique et nouveaux concepts.
La Presse Med. 1997; 26:621-628.

32. MUCCHIELLI R.
La méthode des cas.
Paris: ESF; 1969.

33.   NIH, National Heart Lung and Blood Institute.
Guidelines for the diagnosis and management of asthma.
Bethesda (MD): NIH; 2002.

34.   OMS.
Guide pédagogique pour les personnels de santé.
Genève: OMS; 1990.

35.   OMS.
International Consensus Report on Diagnosis and Treatment of Asthma.
Clin Exp Allergy. 1992; 22 Suppl 1:1-72.

36.   PARRAT E, LEVY A, LEHMANN M, CHANSIN R, BOUSQUET J.
Sensitisation to blomia tropicalis in patients with asthma in French Polynesia.
Eur Respir J. 1998; 12:69S. (abstract).

37.   PERDRIZET S, STRAUSS O, LEPROUX P, CHANSIN R.
Prévalence et étiologie des symptômes et affections respiratoires chez les adolescents scolarisés en Polynésie Française.
Rev Fr Mal Respir 1982; 10:143-149.

38.   ROCHE N, CHINET T, HUCHON G.
Mise en route et surveillance d'un traitement inhalé dans les maladies bronchiques chroniques : aspects pratiques. Méd Hyg. 1996; 54:792-798.

39.   ROUGIER P.
Sensibilisation cutanée allergénique des adolescents de Polynésie française et relations avec l'asthme et la rhinite. Thèse d'exercice: Médecine Générale: Bordeaux 2002; n°60.

40.   SALMERON S, TARAVELLA O, BA RD M, CAQUET R, DUROUX P.
Modes d'administration des bêta agonistes dans l'asthme.
Rev Pneumol Clin. 1996; 52:119-127.

41. SALMERON S, LIARD R, ELKHARRAT D, MUIR J, NEUKIRCH F, ELLRODT A.
Asthma severity and adequacy of management in accident and emergency departments in France: a prospective study.
Lancet. 2001; 358:629-635.

42. SCHACHTER EN, DOYLE CA, BECK GJ.
A prospective study of asthma in a rural community.
Chest. 1984; 85:623-630.

43. SEARS MR.
Consequences of long-term inflammation : the natural history of asthma.The pathobiology of asthma : implications for treatment.
Clin Chest Medecine. 2000; 21(2):315-329.

44. SONT JK, WILLEMS LN, BEL EH, VAN KRIEKEN JH et al.
Clinical control and histopathologic outcome of asthma when using airway hyperresponsiveness as an additional guide to long-term treatement.
Am J Crit Care Med. 1999; 159:1043-1051.

45. STRACHAN D.P.
Hay fever, hygiene, and house holdsize.
B M J. 1989; 299:1259-1260.

46. STRACHAN DP, GERRITSEN J.
Long-term outcome of early childhood wheezing: population data.
Eur Respir J. 1996; 9(21):42s-47s.

47. STRACHAN DP, BUTLAND BK, ANDERSON HR.
Incidence and prognosis of asthma and wheezing illness from early childhood to age 33 in a national British cohort. Br Med J. 1996; 312:1195- 1199.

48. The International Study of Asthma and Allergies In Childhood (ISAAC) Steering Committee.
Worldwide variations in the prevalence of symptoms of asthma, allergic rhinoconjonctivitis, and atopic eczema (ISAAC).
Lancet. 1998; 351:1225-1232

49. The International Study of Asthma and Allergies In Childhood (ISAAC) Steering Committee.
Worldwide variations in the prevalence of symptoms of asthma, allergic rhinoconjonctivitis, and atopic eczema (ISAAC).
Eur Respir J. 1998; 12:315-335

50. URCAM, Union régionale des caisses d'assurance maladie d'Ile-de France.
La prise en charge de l'asthme en Ile-de-France.
Juin 2001; Paris.

51. VON MUTIUS E., MARTINEZ F.D., FRITZSCH C., NICOLAI T., ROELL G., THIEMANN HH.
Prevalence of asthma and atopy in two areas of west and east Germany.
Am J Respir Crit Care Med. 1994; 149:358-64.

52. WHO.
Therapeutic patient education: continuing education programmes for healthcare providers in the field of prevention of chronic diseases.
Copenhaguen: WHO; 1998.

53. WILLIAMS MV, BAKER DW, HONIG EG, LEE TM, NOWLAN A.
Inadequate literacy is a barrier to asthma knowledge and self-care.
Chest. 1998; 114:1008-1015.

ANNEXES

Tableau I: Consensus OMS 1998
Tableau II : Stratégie thérapeutique, consensus OMS 1998
Annexe 1: Questionnaire adulte/adolescent
Annexe 2 : Descriptif module 1
Annexe 3 : Descriptif module 2
Annexe 4 : grille d'évaluation module 1
Annexe 5 : grille d'évaluation module 2
Annexe 6 : questionnaire module 1
Annexe 7 : questionnaire module 2
Annexe 8 : cas clinique module 2
Annexe 9 : corrélation entre module 1 et 2
Annexe 10 : graphiques comparant groupe suivi au groupe témoin sur la durée de suivi et le nombre moyen de consultations
Annexe 11 : graphiques comparant l'évolution du VEMS du groupe suivi par rapport au groupe témoin, et à l'intérieur du groupe suivi en fonction de la note totale obtenue aux deux questionnaires.

Tableau I

	Classification OMS de la sévérité avant traitement			
	Symptômes diurnes	**Symptômes nocturnes**	**VEMS**	**DEP**
Palier 4 sévère persistant	Permanents Activité physique limitée	Fréquents	≤ 60 % de la théorique	Variabilité > 30 %
Palier 3 modéré persistant	Quotidiens Utilisation quotidienne de β^2 mimétiques Crises perturbant les activités normales	> 1 fois par semaine	> 60 % < 80 % de la théorique	Variabilité > 30 %
Palier 2 léger persistant	≥ 1 fois par semaine mais < 1 fois par jour	> 2 fois par mois	≥ 80 % de la théorique	Variabilité de 20 à 30 %
Palier 1 léger intermittent	< 1 fois par semaine et asymptomatique entre les crises	2 fois par mois	≥ 80 % de la théorique	Variabilité < 20 %

Tableau II

	Classification OMS de la sévérité avant traitement	
	Préventif au long cours	**Action brève**
Palier 4 sévère persistant	**Corticoïdes inhalés**: 800 à 2000 μg ou plus, et Broncho-dilatateur à action prolongée: soit un **β^2 sympathomimétique inhalé à action prolongée** et/ou théophylline à libération prolongée et/ou β^2 sympathomimétique oral à action prolongée, et Corticoïde oral.	**β^2 sympathomimétique inhalé** à la demande en fonction des symptômes.
Palier 3 modéré persistant	**Corticoïdes inhalés**: ≥ 500 μg, et si nécessaire : Broncho-dilatateur à action prolongée: soit un **β^2 sympathomimétique inhalé à action prolongée** ou théophylline à libération prolongée ou β2 sympathomimétique oral à action prolongée ou anti-leucotriènes (surtout pour les patients sensibles à l'aspirine et pour prévenir un bronchospasme induit par l'exercice).	**β^2 sympathomimétique inhalé** à la demande en fonction des symptômes. Ne pas dépasser 3 à 4 prises par jour.
Palier 2 léger persistant	**Corticoïde inhalé**, 200 à 500 μg.	**β^2 sympathomimétique inhalé** à la demande en fonction des symptômes. Ne pas dépasser 3 à 4 prises par jour.
Palier 1 léger intermittent	**Pas de traitement quotidien nécessaire**	**β^2 sympathomimétique inhalé** à la demande en fonction des symptômes mais moins d'une fois par semaine. β^2 sympathomimétique avant exercice ou exposition à des allergènes.

Annexe 1 : Questionnaire Asthme Adulte et Adolescent

1) Vous faites, ou vous avez fait :   Des crises d'Asthme
                                                  Des bronchites asthmatiformes

2) Depuis quel âge avez-vous de l'Asthme ou des bronchites asthmatiformes :
………………

3) Quels sont les signes que vous ressentez lorsque vous avez de l'Asthme :

    Des sifflements   De la toux
    Un essoufflement   Une oppression (mal) dans la poitrine
    Autres……………………………………………………………………………...

Vous ressentez ces signes d'Asthme* :   Le jour   La nuit   Le jour et la nuit

4) Le jour, vous avez des signes d'Asthme, des crises ou des bronchites asthmatiformes* :

    Moins d'1 fois par semaine   Plusieurs fois par jour
    Plus d'1 fois par semaine   En permanence
    Au moins 1 fois par jour

5) La nuit, vous avez des signes d'Asthme, des crises ou des bronchites asthmatiformes* :

    Moins de 2 fois par mois   Plus d'une fois par semaine
    Plus de 2 fois par mois   Très fréquemment

6) Les signes d'Asthme, les crises ou les bronchites asthmatiformes vous gênent :

    Au travail   Pour le sport (gros efforts)   En permanence
    A l'école   Pour de petits efforts   Autre : ……………….

7) Les signes d'Asthme, les crises ou les bronchites asthmatiformes ont plutôt tendance* :

    A s'aggraver   A rester stable   A s'améliorer

8) Vos signes d'Asthme, vos crises ou vos bronchites asthmatiformes durent au maximum* :

    Quelques minutes   Quelques jours
    Quelques heures   Plus d'une semaine

9) Utilisez-vous un de ces médicaments lorsque vous avez de l'Asthme :

    Berotec   Bricanyl   Maxair   Ventoline

Si oui, vous en prenez* :

    Rarement   Plus d'une fois par semaine
    Moins d'1 fois par semaine   Tous les jours

10) Pour l'Asthme avez-vous déjà été : Aux urgences   Hospitalisé   Combien de fois …

11) Utilisez-vous, ou avez-vous déjà utilisé un de ces médicaments pour traiter votre Asthme :

    Becotide   Flixotide   Prolair
    Pulmicort   Qvar   Spir
    Seretide   Foradil   Oxeol
    Serevent   Singulair   Théophylline

Si oui, quand et combien de temps : ……………………………………………………………

Si oui, le prenez-vous (ou le preniez-vous) régulièrement tous les jours* : Oui   Non

Si oui, ce traitement est-il (ou était-il) efficace* :   Oui   Non
    Pourquoi ….

12) Qu'est-ce qui déclenche vos signes d'Asthme, vos crises ou vos bronchites asthmatiformes :

Les infections (rhume, grippe)   Des animaux   ……………………………
La poussière   Des aliments   ……………………………
Les pollens   Des médicaments (lesquels)……………
Le sport   Les règles
Le tabac   Le stress
Autres :   ……………………………………………………………………………

13) Avez-vous des éternuements, le nez qui coule ou le nez bouché* :

    Jamais   Parfois   Souvent   En permanence

14) Avez-vous, ou avez vous eu de l'eczéma* : Oui   Non
                                          Je ne sais pas

15) Votre profession :
……………………………………………………………………...

16) Vous êtes* :   Non Fumeur   Fumeur   J'ai arrêté

17) Qu'attendez-vous de votre visite au centre :

    Que l'on me dise si j'ai vraiment de l'Asthme
    Que l'on m'indique un traitement efficace
    Que l'on m'informe sur la maladie
    Obtenir de l'aide pour vivre avec cette maladie
    Pouvoir partager mon expérience avec d'autres asthmatiques
    Autre chose :
    ……………………………………………………………...
    ……………………………………………………………...
    ……………………………………………………………...

Merci d'avoir répondu à ce questionnaire qui va nous permettre de mieux prendre en charge votre maladie

Annexe 2 : VIVRE AVEC SON ASTHME MODULE 1

ACCUEIL DES PARTICIPANTS.

Le ou les formateurs se présente(nt) et sollicite(nt) la présentation libre des participants.

Le ou les formateurs précise(nt) qu'il s'agit d'une séance d'échange d'expériences et de savoirs ou la participation de tous est sollicitée et encouragée. Elle a pour objectifs de mieux connaître la maladie, ses facteurs déclenchants, ses traitements et au final, d'améliorer la qualité de vie en favorisant l'autogestion.

Le ou les formateurs précise(nt) que le questionnaire rempli en début et en fin de séance n'est pas un « examen ». Il s'agit d'un moyen simple et rapide 1) d'apprécier les connaissances de chaque participant en début de séance afin de mieux organiser le déroulement de celle-ci, 2) d'évaluer l'efficacité en terme d'acquisition de connaissances pour les participants en fin de séance afin d'apporter des améliorations ultérieures au programme.

T0-T15 : QUESTIONNAIRE INITIAL

Réponse au questionnaire initial.

T15-T55 : ELEMENTS DE PHYSIOPATHOLOGIE

Objectifs :

L'asthme est une maladie des bronches,
Rôle des bronches dans la respiration,
Anatomie simple des bronches,
Mécanismes de la crise = le bronchospasme,
L'état chronique (quotidien) des bronches = l'inflammation,
Rôle central de l'inflammation,
Relation inflammation/bronchospasme,

Risques à court et long termes de l'inflammation si elle n'est pas traitée = sévérité et vieillissement,
Impératif de traiter l'inflammation bronchique.

Outils :

4 maquettes des bronches en mousse : normale, spasmée, inflammatoire, inflammatoire spasmée,
1 tuyau en plastique simple rigide de petite taille : bronche vieillie,
Classeur éducatif Glaxo, partie physiopathologie (2 planches poumon, 2 planches bronches),
Poster Astra-Zénéca en relief, le système respiratoire.

Principes de déroulement :

La bronche normale est présentée à l'un des participants qui la prend en main. Il lui est demandé de décrire ce qu'il voit et ce que représente cette maquette. Motivation d'une discussion entre les participants pour que soient exprimées les notions :

- d'un tuyau souple,
- entourée par une sorte de lacet,
- le tuyau représente une bronche normale,
- le lacet représente le muscle de la bronche.

Le classeur Glaxo, chapitre bronche et respiration, est présenté aux participants à la planche poumon, partie droite cachée. Il leur est demandé de décrire ce qu'ils voient et ce qu'ils en pensent. Motivation d'une discussion entre les participants pour que soient exprimées les notions :

- les bronches sont situées dans les poumons,
- elles servent a conduire l'air jusqu'aux alvéoles,
- elles sont indispensable à la respiration.

La bronche spasmée est présentée à un deuxième participant qui la prend en main. Il lui est demandé de décrire ce qu'il voit et ce que représente cette maquette. Motivation d'une discussion entre les participants pour que soient exprimées les notions :

    - le lacet est resserré,
    - le diamètre de la bronche à diminué,
    - l'air passe moins bien,
    - le muscle c'est contracté, cela s'appelle la broncho-constriction,
    - cela représente la crise d'asthme,
    - c'est pour cela que l'on a du mal à respirer avec des sifflements.

La bronche inflammatoire est présentée à un troisième participant qui la prend en main. Il lui est demandé de décrire ce qu'il voit et ce que représente cette maquette. Motivation d'une discussion entre les participants pour que soient exprimées les notions :

    - la paroi de la bronche est rouge et épaissie,
    - le diamètre intérieur est diminué,
    - il y a quelque chose qui coule,
    - l'air passe moins bien,
    - il y a des secrétions,
    - cela s'appelle l'inflammation bronchique,
    - c'est ce qui ce passe tous les jours dans les bronches,
    - l'asthme est une maladie inflammatoire des bronches.

La bronche inflammatoire-spasmée est présentée au quatrième participant qui la prend en main. Il lui est demandé de décrire ce qu'il voit et ce que représente cette maquette. Motivation d'une discussion entre les participants pour que soient exprimées les notions :

    - il y a une inflammation,
    - il y a une bronchoconstriction,
    - les deux phénomènes ont lieu en même temps,
    - la bronche est totalement bouchée,
    - l'air ne peut plus passer,

- on ne peut plus respirer du tout,
- cette situation est très dangereuse, c'est l'asphyxie avec risque vital.

La bronche spasmée et la bronche spasmée inflammatoire sont présentée aux participants. Il leur est demandé de réagir à ces deux situation par comparaison. Motivation d'une discussion entre les participants pour que soient exprimées les notions :

- l'inflammation favorise le bronchospasme,
- des crises répétées indiquent que l'inflammation est importante,
- les médicaments inhalés sont moins efficaces car ils ne peuvent plus pénétrer dans les bronches,
- le traitement du bronchospasme est difficile en cas d'inflammation,
- l'inflammation est très dangereuse,
- il faut impérativement traiter l'inflammation.

Le tuyau rigide est présenté par le formateur à l'ensemble des participants. Après les avoir interpellés sur cette maquette, il exprime la notion du vieillissement bronchique si l'inflammation n'est pas traitée et suscite les réactions et une discussion entre les participants pour que soient exprimées les notions :

- c'est un tuyau dur,
- il est de petite taille et de petit diamètre,
- les bronches ont perdu leur souplesse,
- l'air passe moins bien en permanence,
- on est essoufflé en permanence,
- cette situation est irréversible et définitive,
- c'est l'inflammation persistante qui a crée cet état,
- il faut impérativement traiter l'inflammation.

Au final, une synthèse est faite par le formateur avec le support du poster Astra-Zénéca.

T55-T95 : LES DIFFERENTES CLASSES DE MEDICAMENTS APPLIQUEES A LA PHYSIOPATHOLOGIE

Objectifs :

Différence d'action entre un broncho-dilatateur et un anti-inflammatoire.
Médicaments pour soulager (traitement de la crise) et médicaments pour contrôler (traitement de fond).
Délai d'action des médicaments et durées d'action,
Importance majeure des corticoïdes inhalés,
Synergie d'action entre les classes de médicaments pour contrôler.

Outils :

Maquettes des bronches spasmée et inflammatoire,
Tableau aimanté Glaxo
Bandeaux magnétiques Glaxo disposées sur le tableau :

- Bleu, traitement de la gêne broncho-dilatateurs : haut droite,
- Rouge, traitement de l'inflammation anti-inflammatoire : haut gauche,
- Bleu, traitement court : latéral droit bas,
- Verte, traitement à longue durée : latéral droit haut,
- Rouge, traitement à longue durée : latéral gauche haut,

Cartes magnétiques Glaxo des différents médicaments,
Sprays et différents systèmes médicamenteux de démonstration,
Classeur éducatif Glaxo, partie médicaments (4 planches broncho-dilatateurs, 2 planches anti-inflammatoires),
Poster Glaxo, les familles de médicaments.

Principes de déroulement :

La bronche spasmée est présentée aux participants. Il leur est demandé s'il existe des médicaments actifs dans ce genre de situation et lesquels. A ce titre, un des participants est sollicité pour trouver un ou plusieurs de ces médicament parmi les sprays et systèmes médicamenteux de démonstration.
Il est demandé aux participants si ces médicaments agissent vite et s'ils agissent longtemps. Motivation d'une discussion entre les participants pour que soient exprimées les notions :

- les bronchodilatateurs sont actifs sur la bronchoconstriction,
- ils agissent vite (minute),
- leur action est de courte durée (heure),
- c'est le traitement de la crise,
- il doit être pris en cas de besoin,
- leur prise répétée indique la sévérité de l'inflammation et ses risques.

La bronche inflammatoire est présentée aux participants. Il leur est demandé s'il existe des médicaments actifs dans ce genre de situation et lesquels. A ce titre, l'un des participants est sollicité pour trouver un ou plusieurs de ces médicament parmi les sprays et systèmes médicamenteux de démonstration. Il est demandé aux participants si ce type de médicament agit vite et si il agit longtemps. Motivation d'une discussion entre les participants pour que soient exprimées les notions :

- les anti-inflammatoires sont actifs sur l'inflammation,
- les corticoïdes sont les plus efficaces,
- ils agissent lentement (mois),
- leur action est de longue durée (jour),
- c'est le traitement de fond de la maladie,
- il doit être pris quotidiennement et ne pas être interrompu.

Les cartes magnétiques des différents médicaments sont disposées sur la table. Chaque participant est amené à choisir les cartes de son traitement et de les disposer sur le tableau dans les bonnes cases. Motivation d'une discussion entre les participants pour que soient exprimées les notions :

- le traitement de fond repose sur les anti-inflammatoires,
- le traitement de la crise repose sur les bronchodilatateurs rapides,
- les bronchodilatateurs de longue durée d'action agissent en complément des anti-inflammatoires dans le cadre du traitement de fond,
- les bronchodilatateurs de longue durée d'action ne servent pas à traiter la crise,
- le traitement de fond permet de réduire le recours aux bronchodilatateurs rapides.

On aura facilement recours à la comparaison entre le rôle et l'efficacité des différents traitements tout au long de ce chapitre. Au final, une synthèse est faite par le formateur avec le support du classeur éducatif et du poster Glaxo pour que les différentes sortent de médicaments soient connus.

T95-T135 : TECHNIQUES D'UTILISATION DES TRAITEMENTS INHALES

Objectifs :

Technique d'utilisation du spray,
Avantages et inconvénients du spray,
Technique d'utilisation de la chambre d'inhalation,
Avantages et inconvénients de la chambre d'inhalation,
Technique d'utilisation des différents systèmes médicamenteux,
Avantages et inconvénients des différents systèmes médicamenteux,
Augmenter l'efficacité, réduire les effets secondaires,
Adaptation du traitement à l'individu.

Outils :

Sprays, chambres d'inhalation et différents systèmes médicamenteux de démonstration,
Tableau aimanté Glaxo,
Bandeau magnétique Glaxo disposées sur le tableau, inhaler dans le bon ordre,
Cartes magnétiques Glaxo des différentes actions de chaque système d'inhalation,
Grille d'évaluation, systèmes médicamenteux.

Principes de déroulement :

Les cartes magnétiques « technique du spray » sont présentées sur la table dans le désordre. Il est demandé à un des participants de les mettre dans le bon ordre sur le tableau, puis de réaliser la technique au moyen d'un spray de démonstration. Motivation d'une discussion entre les participants pour que soient exprimées les notions :

- le spray est peu encombrant et facile à transporter,
- on peut y avoir recours facilement en cas de crise,
- la technique est difficile et nécessite une bonne coordination main/bouche,
- cela diminue la quantité délivrée aux bronches et l'efficacité,
- cela entraîne un dépôt dans la bouche,
- cela est source d'effets secondaires locaux pour les corticoïdes inhalés,
- ce n'est pas un bon système pour le traitement de fond.

Les cartes magnétiques « technique de la chambre d'inhalation » sont présentées sur la table dans le désordre. Il est demandé à un des participants de les mettre dans le bon ordre sur le tableau, puis de réaliser la technique au moyen d'une chambre d'inhalation et d'un spray de démonstration. Motivation d'une discussion entre les participants pour que soient exprimées les notions :

- la chambre d'inhalation est encombrante et difficile à transporter mais,
- sa technique est facile,
- elle augmente la quantité délivrée aux bronches et l'efficacité,
- elle réduit les dépôts dans la bouche,
- elle réduit les effets secondaires locaux pour les corticoïdes inhalés,
- c'est un bon système pour le traitement de fond,
- elle est indispensable chez l'enfant qui ne peut pas utiliser les systèmes d'inhalation.

Les cartes magnétiques d'une ou plusieurs « technique de système médicamenteux » sont présentées sur la table dans le désordre. Il est demandé aux participants de les mettrent dans le bon ordre sur le tableau, puis de réaliser la technique aux moyens des différents systèmes médicamenteux de démonstration. Motivation d'une discussion entre les participants pour que soient exprimées les notions :

- le système d'inhalation est peu encombrant et facile à transporter,
- la technique est parfois compliquée et il faut bien la connaître,
- on ne sent pas toujours le médicament,

- il augmente la quantité délivrée aux bronches et l'efficacité,
- il réduit les dépôts dans la bouche,
- il réduit les effets secondaires locaux pour les corticoïdes inhalés,
- les médicaments peuvent être associés dans un seul système,
- c'est le meilleur système pour le traitement de fond,
- l'enfant ne peut pas toujours utiliser les systèmes d'inhalation.

On aura facilement recours à la comparaison entre les avantages et les inconvénients de chaque système tout au long de ce chapitre. Au final, les participants s'auto évaluent entre eux au moyen des sprays et des systèmes de démonstration avec enregistrement des résultats sur la grille d'évaluation.

T135-T150 : QUESTIONNAIRE FINAL

Réponse au questionnaire final.

T150 : VISITE DU MEDECIN

Remise des documents illustrant la séance.
Remise d'un questionnaire de qualité et de satisfaction à renseigner à domicile.
Gestion des ordonnances et des rendez-vous ultérieurs.
Discussion

Annexe 3 : VIVRE AVEC SON ASTHME MODULE 2

ACCUEIL DES PARTICIPANTS.

Le ou les formateurs se présente(nt) et sollicite(nt) la présentation libre des participants.

Le ou les formateurs rappelle(nt) qu'il s'agit d'une séance d'échange d'expériences et de savoirs ou la participation de tous est sollicitée et encouragée. Elle a pour objectifs de mieux connaître la maladie, ses facteurs déclenchants, ses traitements et au final, d'améliorer la qualité de vie en favorisant l'autogestion.

Le ou les formateurs rappelle(nt) que le questionnaire rempli en début et en fin de séance n'est pas un « examen ». Il s'agit d'un moyen simple et rapide 1) d'apprécier les connaissances de chaque participant en début de séance afin de mieux organiser le déroulement de celle-ci, 2) d'évaluer l'efficacité en terme d'acquisition de connaissances pour les participants en fin de séance afin d'apporter des améliorations ultérieures au programme.

T0-T15 :   QUESTIONNAIRE INITIAL

Réponse au questionnaire initial.

T15-T45 : LES SYMPTOMES DE LA MALADIE

Objectifs :

Les signes annonciateurs de la crise,
Les symptômes de la crise,
Les signes accompagnant la résolution de la crise,
La crise aiguë,
L'attaque d'asthme,
Les symptômes chroniques,
Les symptômes de la crise = bronchospasme,

Les symptômes chroniques = l'inflammation et ses complications,
L'attaque d'asthme = le lien bronchospasme/inflammation.

Outils :

Cartes magnétiques « symptômes » (Paul) version « symptômes classiques »,
Cartes magnétiques fléchées,
Cartes magnétiques « médicaments » : broncho-dilatateurs rapides, corticoïdes inhalés, corticoïdes généraux,
Bandeaux magnétiques « crise » : signes, avant, pendant, après,
Bandeaux magnétiques « durée de la crise » : heures, et jours, semaines,
Echelle de valeur verticale de 0 à 10,
Smiles
Tableau aimanté Glaxo,
5 maquettes des bronches en mousse : normale, spasmée, inflammatoire, inflammatoire spasmée, vieillie.

Principes de déroulement :

Bandeaux magnétiques « crise » disposé sur le tableau :

- Signes : haut, 1ère ligne, milieu,
- Avant : haut, 2ème ligne, gauche,
- Après : haut, 2ème ligne, milieu,
- Pendant : haut 2ème ligne gauche.

Les cartes magnétiques de « symptômes classiques » sont présentées sur la table dans le désordre. Il est demandé à l'un des participants de disposer sur le tableau les signes qui précèdent la crise. Motivation d'une discussion entre les participants pour que soient exprimées les notions :

- les signes sont très variés,
- ils sont individuels,
- ils peuvent passer inaperçu,
- il faut bien ce connaître.

Les cartes magnétiques de « symptômes classiques » sont présentées sur la table dans le désordre. Il est demandé à l'un des participants de disposer sur le tableau les signes qu'il ressent pendant la crise. Motivation d'une discussion entre les participants pour que soient exprimées les notions :

- les signes sont classiques (sifflement, essoufflement, oppression),
- ils sont angoissants,
- ils peuvent être mal perçus,
- il faut bien ce connaître.

Les cartes magnétiques de « symptômes classiques » sont présentées sur la table dans le désordre. Il est demandé à l'un des participants de disposer sur le tableau les signes qu'il ressent à la fin de la crise. Motivation d'une discussion entre les participants pour que soient exprimées les notions :

- les signes sont plus classiques (toux, crachats, fatigue),
- ils peuvent être mal perçus,
- on est fatigué,
- il faut bien ce connaître.

Le ou les formateur(s) interroge(nt) les participants sur la durée de leurs crises. Motivation d'une discussion entre les participants pour que soient exprimées les notions :

- les signes peuvent durer quelques minutes à quelques heures,
- c'est la crise aiguë,
- les signes peuvent se répéter plus ou moins rapidement et durer plusieurs jours,
- c'est l'attaque d'asthme,
- les signes peuvent être permanents,
- c'est l'asthme chronique ou à dyspnée continu.

Bandeaux magnétiques personnels durée de la crise disposée en haut au centre sur le tableau et échelle de valeur de 0 à 10 en latéral gauche :

Les bandeaux magnétiques personnels heures, les cartes magnétiques fléchées, les smiles et les cartes magnétiques « médicaments » sont présentés sur la table par groupe dans le désordre. Il est demandé à l'un des participants de décrire sur le tableau à l'aide de ces éléments une crise d'asthme aiguë (durée + représentation fléchée), d'y faire correspondre une des maquette de bronche et le traitement ainsi que le moment ou il doit être pris. Motivation d'une discussion entre les participants pour que soient exprimées les notions :

- les signes apparaissent brutalement et rapidement,
- ils durent quelques minutes à quelques heures,
- ils sont totalement résolutifs,
- ils sont liés au spasme aigu des bronches,
- ils sont soulagés par les broncho-dilatateurs d'action rapide,
- attention la crise peut se répéter rapidement dans le temps.

Les bandeaux magnétiques personnels jours, les cartes magnétiques fléchées et les cartes magnétiques médicaments Glaxo sont présentés sur la table par groupe dans le désordre. Il est demandé à l'un des participants de décrire sur le tableau à l'aide de ces éléments une attaque d'asthme (durée + représentation fléchée), d'y faire correspondre les maquettes de bronche et le traitement. Motivation d'une discussion entre les participants pour que soient exprimées les notions :

- les signes durent plusieurs jours,
- les crises aiguës se répètent rapidement, surtout la nuit,
- elles sont partiellement soulagées par les broncho-dilatateurs,
- il n'y a pas de retour à l'état normal entre les crises,
- l'attaque est liée à l'inflammation des bronches,
- ce sont les corticoïdes inhalés et généraux qui sont efficaces,
- c'est l'inflammation qui entraîne la répétition du bronchospasme,
- cette situation est très dangereuse.
- attention, même sans crise l'asthmatique peut présenter des signes tous les jours.

Toutes les cartes magnétiques signes d'asthme disposés sur la table, il est demandé à l'un des participants de présenter sur le tableau les signes qu'il ressent, ou qu'il ressentait avant le traitement, tous les jours et d'y faire correspondre les maquettes de bronche et le traitement. Il lui est ensuite demandé de situer au moyen de l'échelle de valeur le niveau estimé de son asthme avant la mise en route du traitement de fond puis après le traitement de fond. Motivation d'une discussion entre les participants pour que soient exprimées les notions :

- les signes sont chroniques et quotidiens,
- il n'y a pas forcement de crise et l'on s'y habitue,
- l'asthmatique sévère ne se situe jamais à un niveau optimal,
- les signes sont très handicapants, ils limitent l'activité,
- ils sont la conséquence de l'inflammation qui conduit au vieillissement bronchique,
- ce sont les corticoïdes inhalés et le traitement de fond qui sont efficaces,
- l'efficacité du traitement n'est pas toujours complète,
- cette situation n'est souvent que partiellement réversible voir irréversible,
- le traitement de fond apporte toujours une amélioration,
- il faut se redécouvrir et redécouvrir les signes, le traitement le permet.

T45-T75 : LES SIGNES DE GRAVITE DE LA CRISE ET LE TRAITEMENT

Objectifs :

Les signes de gravité de la crise (légère à modérée, sévère, très sévère).
L'explication physiopathologique de la gravité,
Le traitement médicamenteux de la crise en fonction de la gravité,
Toujours disposer d'un bêtamimétique en spray,
A quel moment prendre le bêtamimétique en spray et savoir anticiper la crise,
Le contrôle de la ventilation,
Recours au système de santé.

Outils :

Cartes magnétiques Glaxo de « symptômes » (Paul) version « symptômes de sévérité »,

Bandeaux Glaxo « crise » : crise légère à modérée, crise sévère, crise très sévère,
Tableau aimanté Glaxo,
Classeur éducatif Glaxo partie asthme (2 planches) et planche traitements inhalés/généraux,
3 maquettes des bronches en mousse : normale, spasmée, inflammatoire spasmée,
Moulins de DEP enfant et/ou Triflow.

<u>Principes de déroulement</u> :

Bandeaux magnétiques Glaxo disposés sur le tableau :

- Crise légère à modérée : haut, gauche,
- Crise sévère : haut, milieu,
- Crise très sévère : haut droit.

Les cartes magnétiques de « symptômes de sévérité » sont présentées sur la table dans le désordre. Il est demandé à l'un des participants de classer par ordre sur le tableau les signes de gravité de la crise. Le ou les éducateur(s) s'aident du classeur Glaxo et des maquettes de bronche pour illustrer les conséquences de l'inflammation bronchique en terme de mauvaise oxygénation et de ses conséquences cardio-vasculaires et cérébrales. Motivation d'une discussion entre les participants pour que soient exprimées les notions :

- il n'y a que des signes respiratoires dans la crise légère à modérée,
- les bronches sont spasmées mais l'air passe (sifflements),
- la crise sévère est marquée par l'apparition de signes généraux,
- l'oxygène commence à baisser car l'obstruction est sévère (difficultés à parler, plus de sifflements, tachycardie, sueurs),
- très dangereux,
- les signes généraux sont au premier plan dans la crise très sévère,
- les bronches sont totalement fermées, on ne peut plus parler,
- l'oxygène ne plus passer, le cœur et le cerveau souffrent (cyanose, coma),
- ce stade ne doit jamais être atteint, c'est une urgence vitale, la mort est possible.

Cartes magnétiques Glaxo médicaments disposées dans le désordre sur la table, le ou les éducateurs représente(nt) l'évolution des symptômes d'une crise aiguë jusqu'aux signes de gravité. Il est demandé à l'un des participants de placé les médicaments à utiliser et la chronologie. Motivation d'une discussion entre les participants pour que soient exprimées les notions :

- le broncho-dilatateur rapide en spray doit être pris le plus tôt possible,
- si les signes persistent, il doit être renouvelé (ou par aérosol) et une la prise de corticoïdes oraux envisagée,
- il ne faut pas rester seul, l'entourage doit être informé,
- le recours au système de santé doit être le plus rapide possible en cas de non efficacité des broncho-dilatateurs rapides et/ou d'apparition de signes de gravité,
- dans tous les cas il faut rester calme et contrôler au maximum sa respiration en insistant sur le temps expiratoire,

Au final, le ou les éducateurs anime(nt) une séance de contrôle du souffle simple avec respiration abdomino-diaphragmatique et expiration lente prolongée (bouteille d'eau, moulin à vent de DEP avec chronométrage).

T80-T120 : LE DEBIT DE POINTE ET LA COURBE DE DEBIT DE POINTE

Objectifs :

Technique d'utilisation du débit de pointe,
Réalisation de la courbe de débit de pointe,
Interprétation de la courbe de débit de pointe :
- niveau général par rapport à la normale,
- établissement d'une moyenne générale,
- dégradation,
- amélioration,
- notion de variabilité et d'instabilité,
- les différentes sortes de crises (progressive, annoncée, brutale).

Outils :

Débitmètres de pointe,
Courbes de débit de pointe vierges,
Différentes sortes de courbes de débit de pointe.

Principes de déroulement :

Il est demandé à l'un des participants de faire une démonstration de l'utilisation du débitmètre de pointe. Motivation d'une discussion entre les participants pour que soient exprimées les notions :

- la réalisation est faite debout,
- mettre le curseur à zéro,
- les doigts ne doivent pas gêner la montée du curseur,
- l'inspiration doit être profonde,
- l'expiration doit être forcée et courte en utilisant le diaphragme (ventre),
- la langue ne doit pas obstruer la lumière de l'instrument
- lire la valeur et replacer à zéro.

Il est demandé à l'un des participants de rappeler les principes à respecter pour réaliser une courbe de débit de pointe. Motivation d'une discussion entre les participants pour que soient exprimées les notions :

- les mesures sont réalisées quotidiennement le matin au lever et le soir au coucher,
- avant toute prise de médicaments,
- trois mesures sont réalisées,
- la meilleure des 3 mesures est notée sur la courbe,
- enregistrer les facteurs déclenchants, les symptômes, les crises et les traitements.

Différentes courbes de débit de pointes sont présentées aux différents participants. Motivation d'une discussion entre les participants pour que soient exprimées les notions :

- plus la courbe est haute mieux va l'asthme,
- quand l'asthme va bien la courbe est stable,
- quand l'asthme va mieux, la courbe monte,
- S'il y a beaucoup de variation, l'asthme est instable,
- attention, dans ce cas on peut faire une crise,

- quand l'asthme va moins bien **la courbe baisse**, attention à la crise,
- il faut trouver son chiffre maximal personnel avec le traitement,
- c'est un moyen de surveillance très important.

T120-T135 : LECTURE ET COMPREHENSION DE L'ORDONNANCE

Objectifs :

Connaître les principes de base de lecture de l'ordonnance et des ses mentions indispensables : date, nom du malade, noms des médicaments, posologie, dose quotidienne, durée de la prescription, cachet du médecin, signature du médecin.

Outils :

Une ordonnance type de médicaments anti-asthmatiques grand format,
Le tableau Glaxo.

Principes de déroulement :

Il s'agit essentiellement ici d'une démonstration rapide et didactique sur le tableau par le formateur afin que les participants maîtrisent les bases de lecture de l'ordonnance. Celle-ci sera en effet beaucoup plus détaillée lors du module 4 ou seront étudiés les plans d'action. Seront décrits :

- la date
- les identités, médecin, malade,
- les médicaments, noms, nombre d'unités prescrites, doses par prise, nombre de prises par jours et circonstances des prises (si besoin...)
- la durée du traitement, QSP, jours mois et les renouvellements
- la signature du médecin

T135-T150 : QUESTIONNAIRE FINAL

Réponse au questionnaire final.

T150 : VISITE DU MEDECIN

Remise des documents illustrant la séance.
Remise d'un questionnaire de qualité et de satisfaction à renseigner à domicile.
Gestion des ordonnances et des rendez-vous ultérieurs.
Discussion

Annexe 4 : GRILLE D'EVALUATION MODULE 1

Participants   Formateur(s)   Date et heures

ELEMENTS DE PHYSIOPATHOLOGIE

Les bronches et leur rôle (bronche normale et classeur Glaxo)

Observations	Interprétations	Participants	Formateur(s)	Aucun
tuyau souple entouré par un lacet dans les poumons		☐	☐	☐
	bronche normale entourée d'un muscle conduit l'air aux alvéoles sert à la respiration	☐	☐	☐

Bronchoconstriction (bronche spasmée)

Observations	Interprétations	Participants	Formateur(s)	Aucun
lacet serré diamètre diminué		☐	☐	☐
	air passe moins bien muscle contracté bronchoconstriction crise d'asthme difficultés pour respirer sifflements	☐	☐	☐

Inflammation bronchique (bronche inflammatoire)

Observations	Interprétations	Participants	Formateur(s)	Aucun
paroi rouge et épaisse		☐	☐	☐
diamètre diminué		☐	☐	☐
quelque chose qui coule		☐	☐	☐
	air passe moins bien	☐	☐	☐
	secrétions	☐	☐	☐
	inflammation bronchique	☐	☐	☐
	permanent	☐	☐	☐
	maladie inflammatoire	☐	☐	☐

Inflammation et bronchoconstriction (bronche inflammatoire-spasmée)

Observations	Interprétations	Participants	Formateur(s)	Aucun
inflammation		☐	☐	☐
bronchoconstriction		☐	☐	☐
en même temps		☐	☐	☐
totalement bouchée		☐	☐	☐
	air ne peut plus passer	☐	☐	☐
	ne peut plus respirer	☐	☐	☐
	asphyxie	☐	☐	☐
	danger	☐	☐	☐
	inflammation induit le spasme	☐	☐	☐
	médicaments ne pénètrent plus	☐	☐	☐
	spasme difficile à traiter	☐	☐	☐
	inflammation dangereuse	☐	☐	☐
	traiter l'inflammation	☐	☐	☐

Risque à long terme de l'inflammation (tuyau rigide)

Observations	Interprétations	Participants	Formateur(s)	Aucun
tuyau dure petite taille et diamètre		☐	☐	☐
	perte de souplesse	☐	☐	☐
	air passe moins bien	☐	☐	☐
	irréversible	☐	☐	☐
	permanent	☐	☐	☐
	du à l'inflammation prolongée	☐	☐	☐
	traiter l'inflammation	☐	☐	☐

<u>Commentaires :</u>

LES DIFFERENTES CLASSES DE MEDICAMENTS APPLIQUEES A LA PHYSIOPATHOLOGIE

Traitement de la crise (bronche spasmée +sprays)

Observations	Interprétations	Participants	Formateur(s)	Aucun
	bronchodilatateurs actifs	☐	☐	☐
	action rapide (minute)	☐	☐	☐
	action courte (heure)	☐	☐	☐
	traitement de la crise	☐	☐	☐
	pris en cas de besoin	☐	☐	☐
	Indicateur de l'inflammation	☐	☐	☐
		☐	☐	☐

Traitement de l'inflammation (bronche inflammatoire + sprays)

Observations	Interprétations	Participants	Formateur(s)	Aucun
	anti-inflammatoires	☐	☐	☐
	corticoïdes les plus efficaces	☐	☐	☐
	action lente (mois)	☐	☐	☐
	longue durée (jour)	☐	☐	☐
	traitement de fond	☐	☐	☐
	prises quotidiennes	☐	☐	☐
	ne pas interrompre	☐	☐	☐

Traitement pour soulager / traitement pour contrôler (tableau et cartes)

Observations	Interprétations	Participants	Formateur(s)	Aucun
traitement de la crise	bronchodilatateurs rapides pour soulager	☐	☐	☐
traitement de fond	anti-inflammatoires pour contrôler	☐	☐	☐
broncho-dilatateurs LA	agissent en complément CI	☐	☐	☐
	traitement de fond	☐	☐	☐
	ne traitent pas la crise	☐	☐	☐
traitement de fond	réduit besoin B2 rapides	☐	☐	☐

<u>Noms des médicaments étudiés :</u>

<u>Commentaires</u>

TECHNIQUES D'UTILISATION DES TRAITEMENTS INHALES

Technique du spray (tableau, cartes et sprays)

Observations	Interprétations	Participants	Formateur(s)	Aucun
peu encombrant		☐	☐	☐
facile à transporter		☐	☐	☐
facile en cas de crise		☐	☐	☐
	technique difficile	☐	☐	☐
	bonne coordination	☐	☐	☐
	quantité délivrée diminuée	☐	☐	☐
	efficacité diminuée	☐	☐	☐
	dépôt dans la bouche	☐	☐	☐
corticoïdes inhalés	effets secondaires locaux	☐	☐	☐
traitement de fond	pas un bon système	☐	☐	☐

Technique de la chambre d'inhalation (tableau, cartes et chambres)

Observations	Interprétations	Participants	Formateur(s)	Aucun
encombrante		☐	☐	☐
difficile à transporter		☐	☐	☐
	technique facile	☐	☐	☐
	quantité délivrée augmentée	☐	☐	☐
	efficacité augmentée	☐	☐	☐
	dépôt dans la bouche réduit	☐	☐	☐
corticoïdes inhalés	effets secondaires réduits	☐	☐	☐
traitement de fond	bon système	☐	☐	☐
	indispensable chez l'enfant	☐	☐	☐

Techniques des systèmes médicamenteux (tableau, cartes et systèmes)

Observations	Interprétations	Participants	Formateur(s)	Aucun
peu encombrant		☐	☐	☐
facile à transporter		☐	☐	☐
sentir le médicament		☐	☐	☐
	technique parfois compliquée	☐	☐	☐
	quantité délivrée augmentée	☐	☐	☐
	efficacité augmentée	☐	☐	☐
	dépôt dans la bouche réduit	☐	☐	☐
corticoïdes inhalés	effets secondaires réduits	☐	☐	☐
	médicaments associés	☐	☐	☐
traitement de fond	meilleur système	☐	☐	☐
	difficultés pour les enfants	☐	☐	☐

<u>Noms des systèmes étudiés :</u>

<u>Commentaires</u>

CONCLUSIONS DE LA SCEANCE

Annexe 5 : GRILLE D'EVALUATION MODULE 2

Participants   Formateur(s)   Date et heures

LES SYMPTOMES DE L'ASTHME

Les signes qui annoncent la crise

Observations	Interprétations	Participants	Formateur(s)	Aucun
	très variés			
	individuels			
	peuvent passer inaperçu			
	il faut bien se connaître			

Les signes pendant la crise

Observations	Interprétations	Participants	Formateur(s)	Aucun
	classiques			
toux				
sifflements				
essoufflement				
oppression				
	angoissants			
	peuvent être mal perçus			
	il faut bien se connaître			

Les signes de fin de crise

Observations	Interprétations	Participants	Formateur(s)	Aucun
toux	classiques	☐	☐	☐
crachats		☐	☐	☐
fatigue		☐	☐	☐
	peuvent être mal perçus	☐	☐	☐
	il faut bien se connaître	☐	☐	☐

<u>Commentaires :</u>

LA DUREE DES SYMPTOMES, LEUR SIGNIFICATION ET LEUR TRAITEMENT

La durée des symptômes

Observations	Interprétations	Participants	Formateur(s)	Aucun
minutes ou heures	crise aiguë	☐	☐	☐
répètent plusieurs jours	attaque d'asthme	☐	☐	☐
permanent	asthme chronique	☐	☐	☐

La crise d'asthme aiguë

Observations	Interprétations	Participants	Formateur(s)	Aucun
brutale et rapide		☐	☐	☐
minutes à heures		☐	☐	☐
totalement résolutif		☐	☐	☐
	spasme aigu des bronches	☐	☐	☐
	broncho-dilatateurs rapides	☐	☐	☐
	peut se répéter	☐	☐	☐

L'attaque d'asthme

Observations	Interprétations	Participants	Formateur(s)	Aucun
plusieurs jours				
crises récurrentes				
surtout la nuit				
pas normal entre				
mal calmé par bêta 2				
	inflammation des bronches			
	corticoïdes inhalés et généraux			
	inflammation/bronchospasme			
	dangereux			

Les signes quotidiens de l'asthme chronique

Observations	Interprétations	Participants	Formateur(s)	Aucun
chroniques, quotidiens				
pas forcement de crise				
on s'y habitue				
jamais niveau optimal				
handicapant				
limite l'activité				
	inflammation/vieillissement			
	Réversible partiellement ou irréversible			
	CI et traitement de fond			
	efficacité pas tjs complète			
	traitement toujours +			
	se redécouvrir soi et les signes			
	le traitement le permet			

<u>Commentaires :</u>

LES SIGNES DE GRAVITE DE LA CRISE ET LE TRAITEMENT

Les signes de gravité et leur signification

Observations	Interprétations	Participants	Formateur(s)	Aucun
respiratoire pur	légère à modérée			
	spasme mais l'air passe			
	sifflements			
Respi et généraux	sévère			
	obstruction sévère pas totale			
	plus de sifflements			
	difficultés à parler			
	O2 baisse			
	palpitations et sueurs			
	très dangereux			
surtout généraux	très sévère			
	bronches totalement fermées			
	ne peux plus parler du tout			
	plus d'O2			
	cœur et cerveau souffrent			
	bleu, coma			
	ne doit jamais être atteint			
	urgence vitale, risque de mort			

Le traitement de la crise en fonction de la sévérité

Observations	Interprétations	Participants	Formateur(s)	Aucun
dès les premiers signes	bêta 2 en spray au plus tôt			
persistance des signes	renouvellement			
	prise de corticoïdes oraux			
	ne pas rester seul			
	informer l'entourage			
si pas efficace	soins médicaux rapides			
signes de gravité	soins médicaux immédiat			
dans tous les cas	rester calme			
	contrôler sa respiration			
	insister sur temps expiratoire			

Commentaires

LE DEBIT DE POINTE ET LA COURBE DE DEBIT DE POINTE

La mesure du débit de pointe

Observations	Interprétations	Participants	Formateur(s)	Aucun
position	debout	☐	☐	☐
technique	mettre le curseur à zéro	☐	☐	☐
	inspiration profonde	☐	☐	☐
	expiration forcée et courte	☐	☐	☐
	utiliser le diaphragme (ventre)	☐	☐	☐
	lire la valeur et mettre à zéro	☐	☐	☐
pièges	ne pas bloquer le curseur	☐	☐	☐
	attention à la langue	☐	☐	☐

La réalisation de la courbe de débit de pointe

Observations	Interprétations	Participants	Formateur(s)	Aucun
technique	quotidien	☐	☐	☐
	matin au lever, soir au coucher	☐	☐	☐
	avant tout traitement	☐	☐	☐
	trois mesures successives	☐	☐	☐
enregistrement	la meilleur des trois	☐	☐	☐
	facteurs déclenchants	☐	☐	☐
	symptômes et crises	☐	☐	☐
	traitements	☐	☐	☐

L'interprétation de la courbe de débit de pointe

Observations	Interprétations	Participants	Formateur(s)	Aucun
plus haute est la courbe	mieux va l'asthme	☐	☐	☐
la courbe est stable	l'asthme va bien	☐	☐	☐
la courbe monte	l'asthme va mieux	☐	☐	☐
beaucoup de variation	l'asthme est instable	☐	☐	☐
	attention à la crise	☐	☐	☐
la courbe baisse	l'asthme va moins bien	☐	☐	☐
	attention à la crise	☐	☐	☐
crises	aigue brutale	☐	☐	☐
	prévisible	☐	☐	☐
générales	maximal personnel à trouver	☐	☐	☐
	s'aider du traitement	☐	☐	☐
	très important pour surveiller	☐	☐	☐

Commentaires

LECTURE ET COMPREHENSION DE L'ORDONNANCE

L'ordonnance

Observations	Interprétations	Participants	Formateur(s)	Aucun
date		☐	☐	☐
identité	malade	☐	☐	☐
	médecin	☐	☐	☐
médicaments	noms	☐	☐	☐
	nombre d'unités prescrites	☐	☐	☐
	doses par prise	☐	☐	☐
	nombre de prises par jours	☐	☐	☐
	circonstances des prises (si)	☐	☐	☐
durée du traitement	QSP, jours mois	☐	☐	☐
	renouvellement	☐	☐	☐
signature du médecin		☐	☐	☐

<u>Commentaires</u>

CONCLUSIONS DE LA SCEANCE

Annexe 6 : questionnaire module 1

QUESTIONNAIRE N°1 Initial ☐ Final ☐

Nom :   **Prénom :**   **Date :**

Formateur(s) :

****

Question n° 1 - L'asthme est une maladie :

☐ du cœur **0 à la question**

☐ des poumons **0 à la question**

☐ du foie **0 à la question**

☐ des bronches **1 point**

Question n°2 - Relier chaque phrase au schéma qui lui correspond : **2 points**

c'est le muscle qui se contracte en cas de crise d'asthme *schéma n°* ☐

c'est l'inflammation qui est la cause de l'asthme *Schéma n°* ☐

schéma n°1

schéma n°2

schéma n°3

Question n° 3 - La ventoline

☐	dilate les bronches	**1 point**
☐	soigne l'asthme	**0 à la question**
☐	soulage l'asthme	**1 point**

Question n° 4 - Le traitement de l'asthme par les corticoïdes inhalés :

☐	doit être pris quand on a du mal à respirer	**0 à la question**
☐	protège des crises d'asthme	**1 point**
☐	permet de traiter l'inflammation	**1 point**

Question n° 5 - Mettre les différents schémas dans le bon ordre de 1 à 6
2 pts

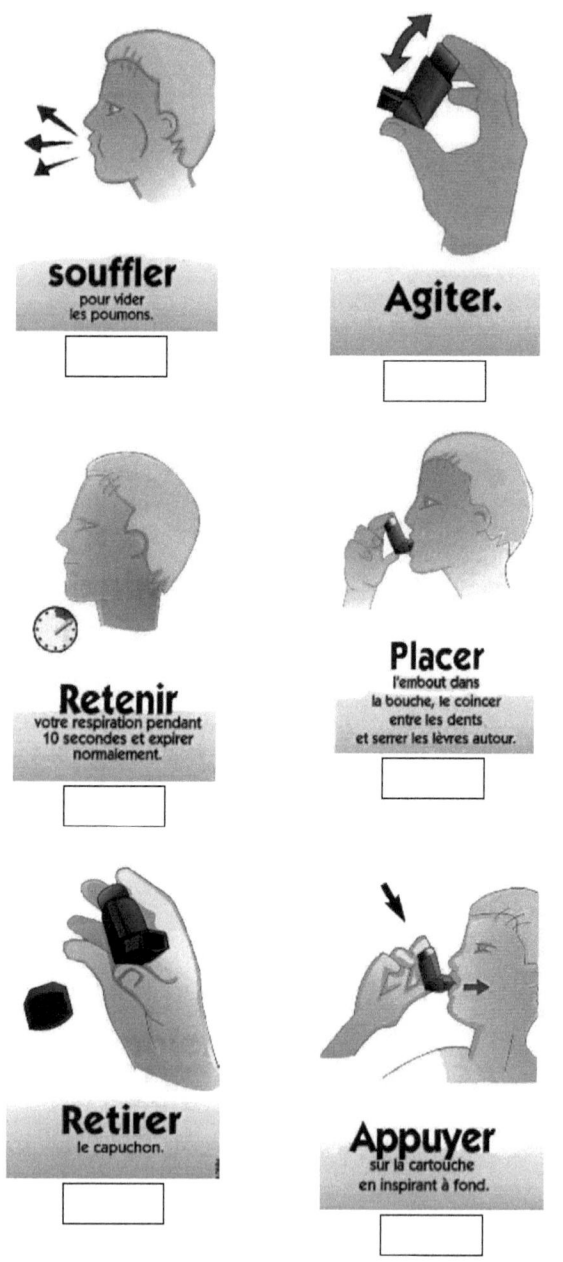

Question n° 6 - L'utilisation d'une chambre d'inhalation :

- [ ] améliore l'efficacité des traitements en spray   **1 point**
- [ ] n'est utile que chez l'enfant   **0 à la question**
- [ ] augmente les mauvais effets des médicaments   **0 à la question**

Annexe 7 : questionnaire module 2

QUESTIONNAIRE N°2 Initial ☐ Final ☐

Nom : **Prénom :** **Date :**

Formateur(s) :

****

Question n° 1 – Quels sont les signes qui auraient du alerter Maeva sur la possibilité de survenue d'une crise d'asthme ?

☐	Elle fait son footing tous les jours	- 1 point
☐	Elle tousse la nuit depuis une semaine	1 point
☐	Elle a mal à la tête depuis plusieurs jours	0 point
☐	Elle est essoufflée pour faire ses courses	1 point
☐	Elle n'a plus besoin de médicaments	- 1 point

Question n° 2 – Au matin, quels sont les signes qui permettent de dire que Maeva a une crise d'asthme grave ?

☐	Elle prend un bon petit déjeuner	- 1 point
☐	Elle est essoufflée et en sueurs	1 point
☐	Elle a des sifflements	0 point
☐	Elle fait son ménage	- 1 point
☐	Elle n'arrive plus à parler	1 point

Question n° 3 – Qu'aurait du faire Maeva au cours de la nuit et que doit-elle faire ce matin ?

☐	Aller aux urgences ou appeler le 15	**1 point**
☐	Prendre un antibiotique	**0 point**
☐	Prendre un bronchodilatateur inhalé d'action rapide	**1 point**
☐	Prendre un corticoïde inhalé	**- 1 point**
☐	Prendre du sirop de Ventoline	**- 1 point**

Question n°4 - Relier chaque phrase au schéma qui lui correspond :

C'est l'attaque d'asthme	**1 point**	*schéma n°* ☐
C'est l'asthme chronique	**0,5 point**	*Schéma n°* ☐
C'est la crise d'asthme aiguë	**0,5 point**	*Schéma n°* ☐

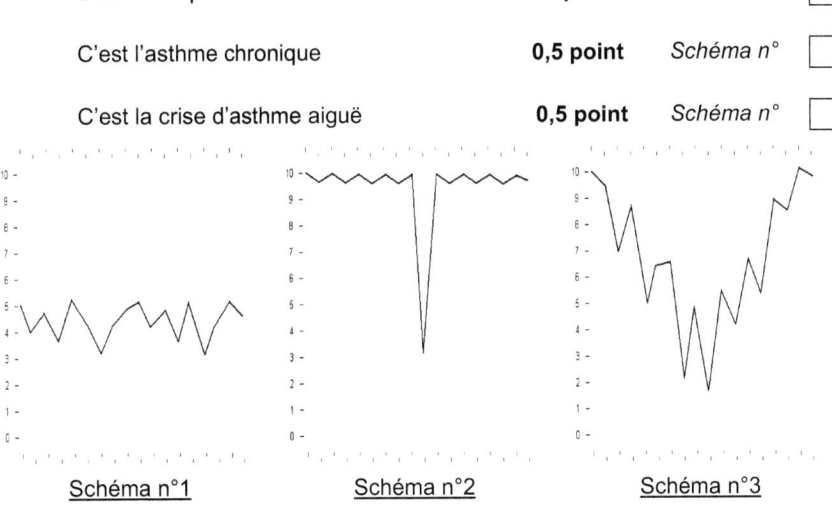

Schéma n°1   Schéma n°2   Schéma n°3

Question n°5 - Relier chaque phrase au schéma qui lui correspond :

Courbe de débit de pointe instable   **0,5 point**   *schéma n°* ☐

Courbe de débit de pointe en amélioration **0,5 point**   *Schéma n°* ☐

Courbe de débit de pointe en dégradation   **0,5 point**   *Schéma n°* ☐

Courbe de débit de pointe stable   **0,5 point**   *Schéma n°* ☐

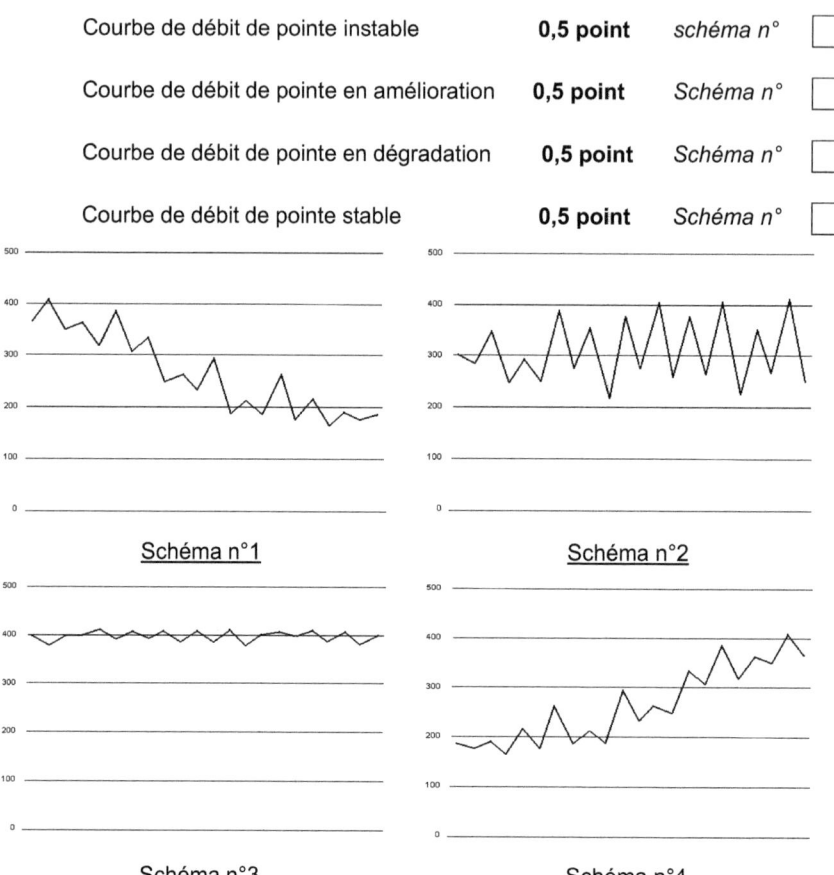

Annexe 8 : Cas clinique module 2

Maeva 42 ans est asthmatique depuis l'âge de 18ans. Grâce à un traitement de fond par corticoïde inhalé (le nom du médicament est précisé 500/50 2 matin et 2 soir) son asthme est bien contrôlé.

Depuis 2 mois elle a arrêté tout traitement car elle se sentait très bien. Elle va passer le week-end chez sa famille. Pendant la nuit, elle se réveille avec des sifflements et cela ne passe pas. Elle reste essoufflée jusqu'au matin.

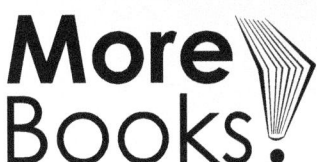

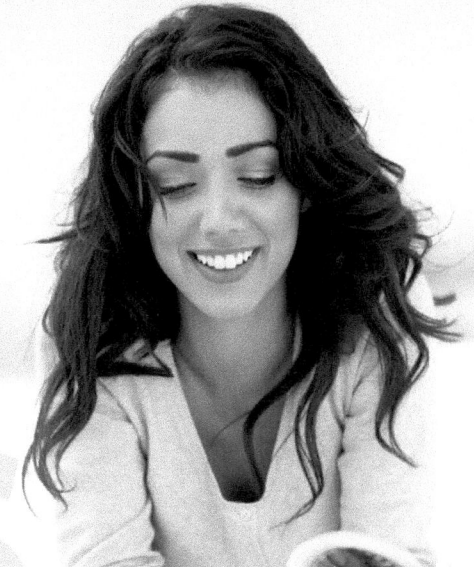

Oui, je veux morebooks!

I want morebooks!

Buy your books fast and straightforward online - at one of the world's fastest growing online book stores! Environmentally sound due to Print-on-Demand technologies.

Buy your books online at
www.get-morebooks.com

Achetez vos livres en ligne, vite et bien, sur l'une des librairies en ligne les plus performantes au monde!
En protégeant nos ressources et notre environnement grâce à l'impression à la demande.

La librairie en ligne pour acheter plus vite
www.morebooks.fr

OmniScriptum Marketing DEU GmbH
Heinrich-Böcking-Str. 6-8
D - 66121 Saarbrücken

Telefax: +49 681 93 81 567-9

info@omniscriptum.de
www.omniscriptum.de

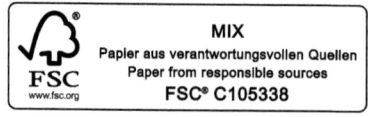

Printed by Books on Demand GmbH, Norderstedt / Germany